妇幼保健医院
品质管理优秀案例集

主编　朱文俊　胡斌春　缪建华　程晓东

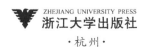

ZHEJIANG UNIVERSITY PRESS
浙江大学出版社
·杭州·

图书在版编目(CIP)数据

妇幼保健医院品质管理优秀案例集 / 朱文俊等主编
. —杭州 : 浙江大学出版社, 2023.6
ISBN 978-7-308-23734-5

Ⅰ. ①妇… Ⅱ. ①朱… Ⅲ. ①妇幼保健－医院－医疗
质量管理－案例－浙江 Ⅳ. ①R197.5

中国国家版本馆 CIP 数据核字(2023)第 076641 号

妇幼保健医院品质管理优秀案例集

主编　朱文俊　胡斌春　缪建华　程晓东

责任编辑	张　鸽(zgzup@zju.edu.cn)
责任校对	张凌静
封面设计	续设计-黄晓意
出版发行	浙江大学出版社
	(杭州市天目山路 148 号　邮政编码 310007)
	(网址:http://www.zjupress.com)
排　　版	杭州晨特广告有限公司
印　　刷	浙江省邮电印刷股份有限公司
开　　本	710mm×1000mm　1/16
印　　张	18.5
字　　数	342 千
版 印 次	2023 年 6 月第 1 版　2023 年 6 月第 1 次印刷
书　　号	ISBN 978-7-308-23734-5
定　　价	98.00 元

《妇幼保健医院品质管理优秀案例集》
编　委　会

前　言

Preface

　　根据医院高质量发展的需要，各级医疗机构对质量管理的要求不断提高。医院高质量发展离不开医疗质量的持续质量改进。常见的医疗质量管理工具有品管圈、PDCA、根因分析（root cause analysis，RCA）、5S、失效模式与效应分析（failure mode and effect analysis，FMEA）等。《医疗质量管理办法》中明确提出，医疗质量管理是医疗管理的核心，各级各类医疗机构应当全面加强医疗质量管理，持续改进医疗质量，保障医疗安全。

　　近年来，各级医疗机构为了改进医疗质量，提升医疗服务水平，积极开展各种持续改进活动。浙江省医学学术交流管理中心和浙江省医疗质量控制与评价办公室每年会组织浙江省医院品管大赛，面向省内各级医疗机构征集质量改进案例，并对优秀的案例进行分享和推广。但是针对妇幼保健医疗机构的案例较少，不利于机构间经验分享及学习交流。

　　浙江大学医学院附属妇产科医院每年会组织品管大赛，征集院内临床医技及行政后勤等改进案例，每年会涌现多个优秀品质管理改进案例。因此，我们选取 2020 年浙江大学医学院附属妇产科医院品管大赛部分优秀案例及浙江省内多家妇幼保健医院参加浙江省医院品管大赛的部分优秀案例汇编成册。本书含 22 个品质管理案例，多运用品管圈及 FOCUS-PDCA 等改进手法，涵盖了产科、妇科、儿科、行政后勤等科室的各个环节的质量改善活动,旨在为患者及其他服务对象提供良好的品质服务,优化服务流程。

感谢各级医疗机构、浙江省医疗质量控制与评价办公室、各位编委以及浙江大学出版社为本案例集的出版提供大力支持。由于篇幅所限,本案例集征集的案例难免有所疏漏。希望后续有机会继续征集优秀改进案例,为妇幼保健机构间学术交流及经验分享搭建桥梁。

限于编者水平,本书中难免存在不足和纰漏,希望学员和读者朋友们及时指正,以便编者持续改进,臻至完善。

本书编委会

2023 年 4 月

目　录

Contents————————————

案例一

完善产科急诊预检分诊标准及推广应用

一、团队概况

"连心圈"成立于 2019 年,由急诊室医护人员自愿组成,致力于发现临床急诊工作中存在的问题,分工合作,集思广益,互相启发,群策群力,采用科学的方法解决实际问题,以便更好地为急诊患者服务。

二、选题背景

急诊分诊是急诊患者就诊的第一道关口,分诊质量往往关系着患者的救治效果。分诊标准是根据急诊患者的病情严重程度进行分类的框架,用于指导分诊护士的分诊工作,确保分诊工作有章可循、有据可依[1]。利用安全有效的急诊分诊标准,可准确识别急危重症患者,确保患者安全,提高急诊工作效率[2]。

目前,我国尚未制定统一的急诊预检分诊标准,具体可操作的产科急诊预检分诊标准更为少见[3]。多数医院分诊仍以护士的主观经验为主。自2016 年全面二孩政策实施以来,高龄、高危孕妇数量明显增加,急诊室作为危重孕产妇急救的重要部门,面临极大的挑战。尽管孕产妇的病情变化急骤,但病情骤变之前常会有一些征象。因此,在其病情急速进展之前,若能尽早识别预警征象并及时处理,对于减少孕产妇死亡、改善孕产妇不良结局具有重要的意义[4]。

为了早期识别危重孕产妇,改善其不良结局,自 2014 年开始,我院急诊室通过改良加拿大急诊预检标尺(Canadian triage and acuity scale,CTAS),形成具有妇产科专科特色的急诊分诊标准,并配套制作了分诊软件、分诊流程[5]。急诊预检分诊经过 5 年的临床实践,在危重优先、分区分级管理上发挥了重要作用,并成功申请浙江省厅级课题三项,在一级期刊发表论文三篇。但产科急诊预检分诊标准仍存在局限与不足,对产科急危重症患者的病情判断能力仍需进一步提高。

2018 年,我院加入由国家卫生健康委员会组织、浙江大学医学院附属第二医院牵头的《急诊预检分诊》行业标准制定项目组,承担产科预检急诊分诊标准的制定工作。急诊室已对原有产科急诊预检分诊标准进行初步梳理,并需增加危急征象指标,纳入患者主诉、症状、检查结果等指标,并需要进一步循证,通过至少三轮全国专家函询,并在多家医院完成临床实践及数据统计分析,争取通过国家行业标准评审委员会审核。产科急诊预检分诊标准确定后,尚需配套完善的急诊分诊流程及分诊软件,并在应用中优化急危重症的响应流程,建立和完善产科急诊分诊的敏感性指标,从而构建较为完善的产科急诊预检分诊标准体系。该质量改进项目内容多、任务重,需要通过品管圈形式,集全体医护人员的智慧与努力来完成。

产科急诊预检分诊标准体系的完善与推广应用有助于提高对产科急危重症患者的早期识别及抢救成功率,保障母婴安全[6-7];有助于保证产科急诊预检分诊执行标准化、同质化,提高急诊预检分诊质量,提高团队协作能力,提升护士自我价值。

三、主题选定

根据急诊工作中存在的问题和挑战,圈员们通过头脑风暴提出了四个备选主题,通过对上级政策、可行性、迫切性、圈能力四个方面进行打分,将得分最高的主题确定为本次活动的主题——完善产科急诊预检分诊标准体系并推广应用。

急诊预检分诊指对急诊患者进行快速评估,根据其病情急危重程度对优先顺序进行分级与分流[8]。急诊分诊标准是根据急诊患者的病情严重程度进行分类的框架,用于指导分诊护士的分诊工作,确保分诊工作有章可循、有据可依[1]。通过安全有效的急诊分诊标准,可准确识别急危重症患者,确保患者安全,提高急诊工作效率。根据急诊预检分诊标准,可将患者按病情严重程度分为四级:1 级为濒危患者,2 级为危重患者,3 级为急症患者,4 级为非急症患者[9-10]。并对各级别设置应诊时间标准,指导不同级别的患者进入相应的就诊区域。急诊区域用颜色区分。

通过主题类型判定表,得出本期的活动主题类型为课题达成型。

四、活动计划拟订

圈员们拟订了活动计划并绘制了甘特图(见图 1-1)。

步骤	2019年																																				2020年												负责人
	4月				5月				6月				7月				8月				9月				10月				11月				12月				1月				2月				3月				
	1周	2周	3周	4周	1周	2周	3周	4周	1周	2周	3周	4周	1周	2周	3周	4周	1周	2周	3周	4周	1周	2周	3周	4周	1周	2周	3周	4周	1周	2周	3周	4周	1周	2周	3周	4周	1周	2周	3周	4周	1周	2周	3周	4周	1周	2周	3周	4周	
主题选定	… —																																																全体圈员
计划拟订		… —																																															刘×
课题明确化			… —	… —	… —																																												钱× 段×
目标设定						… —	… —	… —																																									徐× 刘×
方案拟订									… —	… —																																							刘×
最佳方案追踪											… —	… —	… —	… —	… —	… —																																	徐× 段×
方案实施																	… —	… —	… —	… —	… —	… —	… —	… —	… —	… —	… —	… —	… —	… —	… —	… —	… —	… —	… —	… —	… —	… —	… —	… —	… —	… —							全体圈员
效果确认																																											… —	… —					刘× 王×
标准化																																													… —	… —			徐× 王×
检讨与改进																																															… —		任×
成果发表																																																… —	刘×

注：…表示计划线；—表示实施线

图1-1　活动计划甘特图

五、课题明确化

(一)前期工作

2014年至今,急诊室通过改良CTAS开展急诊预检分诊工作取得了一定的成效。具体实践过程如下:①通过文献检索、临床调研,选择CTAS作参照,根据国家卫计委《急诊病人病情分级指导原则》(征求意见稿)制定产科急诊预检分级指导原则,改良CTAS部分分诊条目及敏度分级,增加部分产科急诊分诊标准以适应中国国情及妇产科专科特色。②在信息科人员的支持下,设计和制作产科急诊预检分诊软件。③完成人员培训考核,急诊预检分诊制度、流程修改,开展急诊分诊分区分级(三区四级)临床实践。

在实施过程中,持续改进并不断完善分诊标准,包括:①完成改良CTAS安全性、敏感性的研究。②继续完善急诊预检分诊标准,并配套和完善分诊软件。③增加综合评分指标——改良早期预警评分(modified early warning score,MEWS)。④建立敏感性指标——急诊分诊目标反应时间合格率。

(二)数据收集

分析现有的急诊预检分诊资料,选定2019年4月16日—5月30日的预检分诊415例患者为现况资料收集对象,其中1级患者20例,2级患者100例,3级患者220例,4级患者75例。根据现有预检分诊标准,发现有2例1级患者、13例2级患者在预检分诊时未被识别,分别占10%、13%。

(三)有待于完善的部分

1.单项客观指标的确定基于循证数据,并且经过大量临床数据的收集验证,目前已有初步框架,但未进行全国专家咨询验证。

2.急诊预检分诊指标里只包含体征数据的收集,对患者的主诉症状、检查结果等信息的收集缺乏系统响应条目,致使部分1级、2级患者未能被及时识别。

3.分诊软件系统需要进一步优化,让使用者可以更快地掌握,并增加后台对各项数据的管理和统计功能。

4.危重患者入院响应时间需要缩短。为实现对急诊预检分诊质量的进一步把控,须建立两项敏感性指标:急诊预检分诊正确率;绿色通道:急诊室-手术室时长符合率。

根据项目的调查内容,分析现况水准,进行望差值分析,同时从上级方针、圈的优势、预期效果三个评价项目进行评分,最终拟定八大攻坚点(见表1-1)。

表 1-1　望差值与攻坚点选定表

评价基准： 1.重要，3分；次要，2分；微小，1分。 2.取总分超过半数(54分)且单项得分高于18分者为攻坚点。 单项：10×3×60％＝18分；总分：10×3×3×60％＝54分。 3.“★”代表选定的攻坚点。 4.合计圈员10人参与评分						评价项目				选定的攻坚点
主题	调查项目	期望水平	现况水准	望差值	拟定的攻坚点	上级方针	圈的优势	预期效果	总分	
完善产科急诊预检分诊标准及推广应用	现有指标缺乏患者主诉症状	完善预检分诊指标	只有单项指标的应用	增加产科危急征象指标	拟定包含产科患者主诉症状、检查项目等响应条目	28	22	20	70	★
	原有的产科急诊分诊指标的严谨性	原有的产科分诊指标更严谨	只有部分指标有循证依据	所有原分诊指标完成循证	原有产科急诊分诊指标完成进一步循证	30	20	21	71	★
	完善后的急诊分诊指标的严谨性和科学性	完善后的急诊分诊指标经过专家审核	未经专家审核	完善后急诊分诊指标均经过专家审核	选择全国产科、急诊领域专家，对修订的产科急诊分诊指标进行函询和修订	26	22	21	69	★
	完善后的产科急诊预检分诊标准须进行多中心试运用	临床多中心试用	在一家三甲医院临床应用	增加多个试点医院应用	全国范围内选择至少三家三级甲等专科医院试运用	28	23	20	71	★
	多中心临床应用过程中的管理以及质控	标准在临床应用过程中发挥绝对优势作用	试点医院对标准的理解与应用能力欠缺	试点医院能够正确运用标准，并完成数据收集	对试点医院急诊医护人员进行培训、考核，确保分诊质量；完成试用过程中的数据收集与统计分析	28	25	22	75	★
	产科预检分诊标准提交国家护理标准专业委员会审查，以期通过国家行业标准	完善后的产科预检分诊标准通过国家行业标准评审	现有的产科急诊预检分诊标准已经完善并进行临床验证	通过国家行业标准评审会评审	通过浙江省急诊医学质量控制中心以及全国急诊护理委员会专家评审	29	21	22	72	★
					通过国家护理标准专业委员会审查，参加国家行业标准评审委员会评审	30	20	23	73	★
	配套软件的更新	更新软件运行满足新修订标准的运行要求	现有的软件不能满足新标准运行要求	与信息科合作进行软件更新	根据新标准改善软件功能，并进行全员培训、考核，保证人人通过	25	28	24	77	★

六、目标设定

设定目标为降低急诊预检分诊 1 级、2 级患者未识别率。

1.目标值设定

我院 2019 年 4—5 月预检分诊资料调查显示,1 级患者的未识别率为 10%,目标值设定为 2.5%;2 级患者的未识别率为 13%,目标值设定为 3.25%。

2.设定理由

(1)本圈成员自我评估能力为 75%(注:1 分,需多个部门配合;3 分,需 1 个部门配合;5 分,能自行解决。平均分为 3.75 分,3.75/5×100% =75%)。

(2)改善重点为 100%。

1 级患者的未识别率:目标值=现况值−改善值

$\qquad$ =现况值−(现况值×改善重点×圈能力)

$\qquad$ =10%−(10%×100%×75%)=2.5%

2 级患者的未识别率:目标值=现况值−改善值

$\qquad$ =现况值−(现况值×改善重点×圈能力)

$\qquad$ =13%−(13%×100%×75%)=3.25%

七、方策拟定

围绕管理项目的攻坚点,分别对作业性、效益性、挑战性进行评定,判定相应的改善方案(见表 1-2),最终选出 12 个备选方案,并将其合并为四大方策群组。

表 1-2　方策制定表

				评价项目				判定
主题	管理项目	攻坚点	改善方案	作业性	效益性	挑战性	总分	

评价基准：
1. 重要,3 分；次要,2 分；微小,1 分。
2. 取总分超过半数(54 分)且单项得分高于 18 者为攻坚点。
　单项：10×3×60％＝18 分；总分：10×3×3×60％＝54 分。
3. "★"代表选定的攻坚点。
4. 合计圈员 10 人参与评分

主题	管理项目	攻坚点	改善方案	作业性	效益性	挑战性	总分	判定
完善产科急诊预检分诊标准体系及推广应用	对产科急诊预检分诊标准进行修订完善	增加产科危急征象指标	通过分析现有的预检分诊资料，查阅文献资料，拟订产科危急征象指标，并进行循证	27	25	25	77	★
		对原有产科急诊分诊指标进一步循证	圈员分工查阅文献和相关书籍，对原有产科单项指标、综合指标进一步循证	25	24	25	74	★
		修订的产科急诊分诊指标需经专家函询	完成三轮德尔菲法专家咨询；在全国范围内选取 15 位副高级职称以上的专家进行函询，根据函询意见修订，对新增指标完成循证	23	24	23	70	★
	修订的产科急诊预检分诊标准进行多中心临床试运行阶段，进一步修订并循证	临床试用	选定三家医院将产科预检分诊新标准应用于临床	21	24	24	69	★
			选取当地医院急诊科护士来我院进修三个月；试用前安排专家到三家医院进行产科急诊预检分诊标准培训并考核	24	25	25	74	★
		数据收集、分析	制订妇产科预检分诊资料收集表，并对三家医院的数据进行收集和统计	24	24	26	74	★
	产科预检分诊标准通过国家行业标准评审	参加急诊相关专业委员会评审	通过中华护理学会急诊专业委员会及浙江省急诊医学质量控制中心相关专家评审、函询，针对专家组意见，进一步循证并完善	23	25	24	72	★
		参加国家行业标准评审委员会评审	提交国家护理标准专业委员会审查，根据审查意见再次修订；循证后参加国家行业标准评审委员会评审	24	23	26	73	★
	完善产科急诊预检分诊标准体系并临床应用及推广	更新软件，进行人员培训	在信息科的支持下，更新预检分诊软件；完成医院预检分诊制度与流程修订；组织急诊全体医护人员进行产科急诊预检分诊标准培训与考核，确保人人通过	25	24	23	72	★
		加强急诊预检分诊质量控制	①继续监测原有急诊敏感性指标——急诊分诊目标反应时间合格率，要求在 95％以上。②建立新的急诊敏感性指标：急诊预检分诊正确率；绿色通道：急诊-手术室时长符合率。③通过持续质量改进，提高急诊抢救效率，缩短急危重患者入院响应时间	24	25	24	73	★
			标准运用后监测急诊 1 级、2 级患者的未识别率，通过质量改进，达到原定目标	25	25	24	74	★
		临床应用及推广	原有的杭州市妇产科医院、嘉兴市妇幼保健院急诊科继续运用完善后的产科急诊预检分诊软件及标准，同时在深圳市妇幼保健院等全国多家医院推广	24	24	23	71	★

八、最佳方案确定

圈员们通过 PDPC（预测障碍排除）进行障碍判定和副作用判定，并探讨消除障碍的方法。最后结果显示，四大方策群组均具有可操作性（见表1-3），并进入实施阶段。

表 1-3 　最适方策探究表

课题	备选方案	障碍判定	副作用判定	消除障碍	判定	方策群组
完善产科急诊预检分诊标准体系及推广应用	通过分析现有的预检分诊资料，查阅文献资料，拟定产科危急征象指标，并进行循证	产科危急重症临床表现多样，危急征象类型繁杂，需要临床经验丰富及科研水平高的专家来完成	无	邀请院内专家给予专业性意见，发挥科室高年资、高学历人才的作用，成立预检分诊循证小组完成循证	★	一
	完成三轮德尔菲法专家咨询，根据咨询意见修订，对新增指标完成循证	针对专家咨询的意见是否采纳需通过德尔菲法验证，同时需要高质量的循证证据	无	增加市级相关专家参与讨论决策，安排有统计学经验的人员完成德尔菲法的验证	★	一
	修订的产科预检分诊标准多中心临床试运用	试点医院对标准的理解与运用能力不足；试运行过程中可能因理解或落实的偏差而影响预检分诊质量	无	派急诊科护士来我院进修三个月；试用前安排专家到试点医院进行产科急诊预检分诊标准培训并完成考核；医院原有急诊预检分诊标准同步进行，就高不就低，保障试运行期间医疗安全	★	二
	对三家医院试运行的数据进行收集和统计分析	数据多，收集过程可能会增加当地医院工作量	护士不配合	与当地医院领导联系，取得支持；加强协调沟通与指导，及时解决存在的问题，确保任务完成	★	二
	通过中华护理学会急诊专业委员会及浙江省急诊医学质量控制中心相关专家评审、函询，针对专家组意见进一步循证并完善	对专家的不同意见是否采纳的判断		发挥循证小组和高学历人才的作用，咨询产科及急诊权威专家的意见，通过高质量循证证据进行选择	★	三
	提交国家护理标准专业委员会审查，根据审查意见再次修订，循证后参加评审	对专家的不同意见是否采纳的判断		发挥循证小组和高学历人才的作用，咨询产科及急诊权威专家的意见，通过高质量循证证据进行选择	★	三
	更新软件，进行人员培训	软件功能不能满足新标准的要求，更新后需要护士理解和掌握	无	与信息科合作进行软件更新，更新后进行培训与考核。同时进一步完善软件功能	★	四

续表

课题	备选方案	障碍判定	副作用判定	消除障碍	判定	方策群组
完善产科急诊预检分诊标准体系及推广应用	新增急诊分诊质量敏感性指标	新增的急诊分诊质量敏感性指标的收集方法及目标值确定	无	尽可能通过信息化手段收集急诊分诊质量敏感性指标。通过参考前一年浙江省护理敏感性指标数值及文献数据，回顾性调查现有情况制定目标值	★	四
	多家医院推广	试点医院推广过程中可能会面对各种问题需要解决	无	推广期间，定期指派护理专家对当地医院进行线上指导或答疑，并建立沟通群，对出现的问题随时予以指导和解决	★	四

九、方策实施

(一)方策群组一：拟定产科危急征象指标，进行三轮全国专家函询

1.拟定产科危急征象指标。危急征象指标主要为患者的症状、体征等临床表现，以及各项检查结果。通过分析现有的预检分诊资料，查阅文献、相关书籍，拟定产科危急征象指标共22个，并进行循证。

2.对原有产科急诊分诊指标完成进一步循证。

3.对经过循证、初步完善的产科急诊分诊指标完成三轮德尔菲法专家咨询。咨询专家共15位，选择来自全国各地的产科、急诊科并具有副高级及以上职称，有丰富的临床经验的专家。根据咨询意见修订，新增指标完成循证。

(二)方策群组二：予以多中心临床试运行，并进行人员培训及数据收集

1.进行多中心临床试运行并完成数据采集、统计分析。选择浙江大学医学院附属妇产科医院、杭州市妇产科医院、嘉兴市妇幼保健院三家三甲专科医院进行临床试运行并完成数据采集、统计分析。

2.试点医院急诊科各派护士来本院进修、学习三个月。试运行前，安排专家到当地医院对所有急诊医护人员进行产科急诊预检分诊标准培训并进行考核。通过考核后进行临床试运行，原有急诊预检分诊方法同步进行，就高不就低，保障试运行期间医疗安全。

(三)方策群组三：提交国家护理标准委员会审查

1.产科急诊分诊标准通过中华护理学会急诊专业委员会及浙江省急诊医学质量控制中心相关专家评审、函询，针对各位专家的意见，进一步循证，并修订完善。

2.参加国家行业标准评审委员会评审，评审前提交国家护理标准专业委员会审查，根据审查意见再次修订、循证后参加评审。

(四)方策群组四:更新软件、进行人员培训及新修订质量控制指标

1.根据完善后的产科急诊预检分诊标准,完成分诊软件修改,以及医院急诊预检分诊制度与流程修订。

2.组织全体医护人员进行产科急诊预检分诊标准培训与考核,确保人人通过考核。

3.新修订标准实施后分诊质量控制:①继续监测原有急诊敏感性指标——急诊分诊目标反应时间合格率,确保在95%及以上,对影响合格率的问题进行整改;②建立新的急诊敏感性指标:急诊预检分诊正确率;绿色通道:急诊室-手术室时长符合率。③提高抢救效率,缩短急危重患者入院响应时间。

4.监测1级、2级患者未识别率,达到原定目标。

十、效果确认

(一)有形成果

1.2020年1月,产科急诊预检分诊标准通过国家行业标准评审委员会审核(最终循证完成1级患者危急征象指标10项,2级患者危急征象指标7项)。

2.改善前后数据比较。

(1)比较QCC活动前后1级、2级患者的未识别率,改善后调查发现1级患者未识别0例;需要短时间内处理的患者在预检分诊未识别的2级患者2例,占比2.1%,均达目标值。

(2)比较QCC活动前后急危重症患者入院响应时间。调查2019年第一季度至2020年第一季度急危重症患者入院响应时间,其中2019年第一季度至第三季度为改善前调查,2019年第四季度至2020年第一季度为改善后调查(具体见表1-4)。

表1-4　急危重症患者入院响应时间

时间	绿色通道患者(分钟)	急危重症患者(分钟)
2019年第一季度	43.68	79.88
2019年第二季度	42.77	78.96
2019年第三季度	40.92	70.50
2019年第四季度	39.03	62.80
2020年第一季度	37.63	63.00

调查发现,在原有的预检分诊标准下,"绿色通道"患者入院响应时间约为 42 分钟,急危重症患者入院响应时间约为 80 分钟。新标准实施后,"绿色通道"患者入院响应时间缩短为 37.63 分钟,急危重症患者入院响应时间缩短为 63.00 分钟,有显著改善。

3. 成功申报课题 2 项,在《中华急危重症护理杂志》和《中华危重症医学杂志》上各发表论文 1 篇,出台《产科急诊预检分诊标准》,新标准在深圳市妇幼保健院等全国多家医院推广使用。

(二)无形成果——圈能力

在圈活动中,圈员们的能力得到明显提升,在品管手法、解决问题能力、团队精神、脑力开发、沟通协调、活动信心、责任荣誉等 7 个方面都得到了显著提升。

十一、标准化

通过品管圈活动,团队顺利达到改善目标,将《急诊患者分级分区规范》和《急诊预检分诊流程》(见图 1-2)纳入标准化执行。

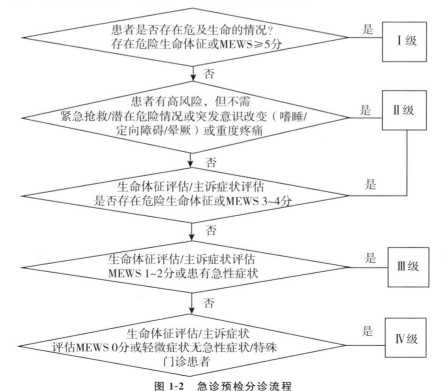

图 1-2　急诊预检分诊流程

十二、检讨与改进

本次质量改进活动从实际工作出发,符合近年全国产科急诊发展方向,为产科患者制定急诊预检分诊评价标准,改进过程顺利。我院也成为产科急诊预检分诊标准的全国首家示范单位,获得全国各兄弟医院的高度认可。产科预检分诊标准的制定为产科急危重症患者争取了最佳的救治时间和流程,但在实际运行的过程中,仍需不断完善和更新。现数据在持续监测中,本次质量改进效果稳定、有效。

参考文献

[1] Saleh A. Cross-sectional study of emergency department presentation triage categories at Goondiwindi Hospital and their effect on the treatment of acute emergencies [J]. Aust J Rural Heal,2017,25(4):235-240.

[2] Mirhaghi A,Ebrahimi M. The Australasian triage scale level 5 criteria may need to be revised[J]. Emerg(Tehran),2017,5(1):e50.

[3] 金静芬. 急诊预检分诊标准解读[J]. 中华急危重症护理杂志,2020,1(1):49-52.

[4] 徐凌燕,项珍珍,刘根红,等. 产科分娩患者急诊分诊指标的适用性研究[J]. 中华急诊医学杂志,2017,26(3):343-346.

[5] 徐凌燕,谢臻蔚,刘根红,等. 改良的加拿大急诊预检标尺在妇产科医院的应用[J]. 中华急诊医学杂志,2015,24(12):1457-1459.

[6] Fullerton JN, Price CL, Silvey NE, et al. Is the Modified Early Warning Score(MEWS) superior to clinician judgement in detecting critical illness in the pre-hospital environment? [J]. Resuscitation,2012, 83(5):557-562.

[7] Griffiths JR, Kidney EM. Current use of early warning scores in UK emergency departments[J]. Emerg Med J, 2011,29(1): 65-66.

[8] 急诊预检分诊专家共识组,史冬雷,刘晓颖,等. 急诊预检分诊专家共识[J]. 中华急诊医学杂志,2018,27(6):599-604.

[9] FitzGerald G,Jelinek GA,Scott D, et al. Emergency department triage revisited[J]. Emerg Med J,2010,27(2):86-92.

[10] Farrohknia N, Castren M, Ehrenberg A, et al. Emergency department

triage scales and their components：a systematic review of the scientific evidence [J]. Scand J Trauma Resusc Emerg Med，2011，19：42.

本案例由浙江大学医学院附属妇产科医院提供。
主要团队成员：徐凌燕、王悦、刘宁宁、刘根红、王月琴、段梁媛、钱林华、
　　　　　　　王芳、吕磊、任丹蕾

案例二

基于焦点管理循环，提高门诊分时间段预约挂号就诊率

一、项目背景

预约挂号服务方式是预约诊疗服务的重要内容，是医院发展的必然趋势，也是医疗改革的重要工作[1]。在"互联网+"的大背景下，预约挂号服务已成为医院缓解看病难、提高服务品质的重要手段之一[2]。门诊预约取号能够将本来需求信息不对等的医患双方通过预约枢纽进行绑定，使医患服务时间更契合，更有利于医疗资源的有效利用和分配[3]。网上预约挂号方式能缩短患者的等待时间，避免因等待时间过长而引发不满和矛盾[4]。门诊分时间段预约挂号就诊是指以30分钟为一个预约时间段，每个预约时间段分配固定号源，患者自主选择不同时间段进行预约挂号，之后按提示时间段来医院取号就诊。

二、存在问题（F）

2017年，医院门诊量为1378584人次；2018年，门诊量为1401304人次；2019年，门诊量为1446760人次。门诊量连续三年节节攀升，年门诊量已突破140万人次，门诊区域人流量大，人员密集度高。2019年门诊分时间段预约挂号就诊率为48.53%。根据浙江省妇幼保健院等级评审条款要求，门诊预约率需达到门诊量的80%以上[5]。为避免高峰时间段现场人员聚集和等候时间过长，并减少交叉感染，提高门诊患者分时间段预约挂号就诊率尤为重要。

三、成立改进小组（O）

为提高门诊分时间段预约挂号就诊率，门诊办公室、护理部、门诊预检、信息科、收费处等多部门联合组成了品质改善小组，借助信息化手段，对门诊医疗服务质量进行智慧化、精细化管理，以提升医疗服务品质，尽力保障门诊患者就医安全、有序。

四、明确现行流程和规范(C)

(一)现状调查

医院门诊患者就诊流程如图 2-1 所示。收集医院集成数据平台、收费挂号系统 2020 年 1 月 1 日至 2 月 29 日医院门诊就诊患者情况,总门诊量为115704 人次,分时间段预约挂号就诊数为 54161 人次,分时间段预约挂号就诊率为 46.81%。全院分时间段预约挂号就诊率平均值为 43.5%,护理、内科、生殖健康、皮肤科、五官科预约挂号就诊率在平均值以下(见图 2-2)。其中,产科分时间段预约挂号就诊率最高(64.25%),但仍未达到目标值。

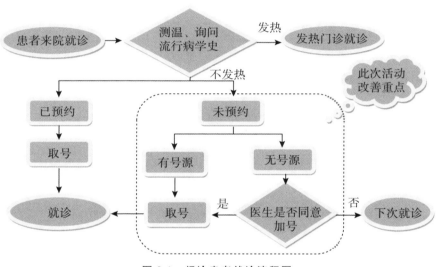

图 2-1 门诊患者就诊流程图

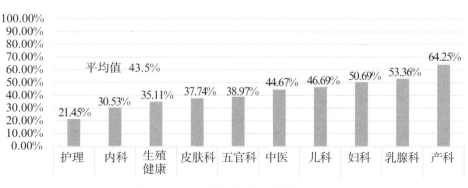

图 2-2 分时间段预约挂号就诊率

（二）目标设定

目标值：根据浙江省妇幼保健院等级评审条款【4.1.2.1】要求，门诊预约率达到门诊量的80％以上。

门诊分时间段预约挂号就诊率＝门诊分时间段预约挂号就诊人次/门诊就诊总人次×100％

注：门诊量就诊总人次计算剔除新冠检测门诊号、体检号、全天号。

五、原因分析（U）

（一）解 析

原因分析树见图2-3。

（二）真因验证

调查对象：我院门诊未预约挂号就诊患者。

调查时间：2020年4月6—12日。

调查人数：80人。

调查方法：现场调查＋分析案例＋统计数据（"80/20"法则）。

结论：知识缺乏、预约未全部开放、设置不合理、预约途径不够、操作不简便、对爽约缺乏约束、制度不完善、制度落实不到位的累计百分比为84.53％，为真因（见图2-4）。

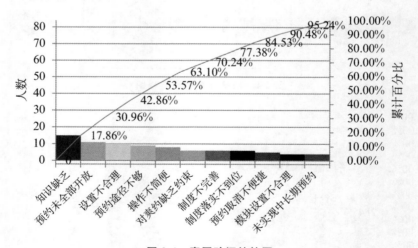

图2-4 真因验证柏拉图

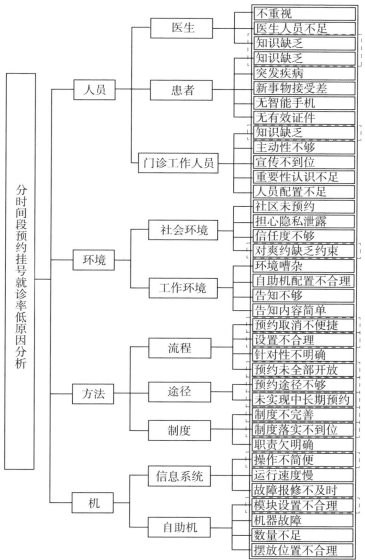

注: ⌐- - - - - -¬ 为重要原因,由小组成员根据工作经验对每项打分统计得出。

图 2-3　原因分析树

六、选择改进方案(S)

全体组员就每一评价项目,依效益性、经济性、可行性进行对策选定。评价方式为:优,5 分;可,3 分;差,1 分。组员共 9 人,总分 135 分,以"80/20"法则,108 分以上为实行对策(见表 2-1),选出 5 个对策组。

表 2-1 对策制定表

现象	真因	解决对策	评价			总分	判断实施	实施负责人	开始日期	对策编码
			可行性	经济性	效益型					
分时间段预约挂号就诊率低	知识缺乏	对未预约患者进行培训	33	33	37	103	×			
		对门诊工作人员定期培训预约诊疗基本知识	37	41	33	111	√	叶×	2020 年 5 月 4 日	对策一
		多途径宣传推广分时间段预约挂号	35	41	33	109	√	叶×	2020 年 5 月 4 日	对策一
		多途径宣传纳入绩效考核	31	29	37	97	×			
	预约未全部开放	全部号源开放预约	37	39	35	111	√	郑×	2020 年 6 月 15 日	对策四
		杜绝医生临时加号	31	31	37	99	×			
	设置不合理	及时调整专科设置	39	37	37	113	√	郑×	2020 年 6 月 15 日	对策四
		调整出诊医生人数	33	37	39	109	√	郑×	2020 年 6 月 15 日	对策四
		增加专科专病门诊	35	35	43	113	√	郑×	2020 年 6 月 15 日	对策四
		统一预约平台专科设置	33	35	33	101	×			
	预约途径不够	所有社区开放预约	37	31	33	101	×			
		开展当日预约	37	35	43	115	√	孙×	2020 年 6 月 1 日	对策三
		开展诊间预约	37	39	41	117	√	孙×	2020 年 6 月 1 日	对策三
		延长开放预约时间	35	37	41	113	√	孙×	2020 年 6 月 1 日	对策三
		开展出院患者复诊预约	39	35	45	119	√	孙×	2020 年 6 月 1 日	对策三
		三甲医院之间实现转诊预约	35	35	31	101	×			
	操作不简便	简化操作步骤	41	39	39	119	√	陈×	2020 年 5 月 18 日	对策二
		增加搜索条件	39	33	33	105	×			
		及时处理各种问题	37	37	37	113	√	陈×	2020 年 5 月 18 日	对策二
		更换应用软件	29	31	31	91	×			
		提升网络运行速度	37	35	33	105	×			
	对爽约缺乏约束	对爽约者纳入征信	33	33	31	97	×			
		对爽约者进行黑名单管理	35	37	39	111	√	陈×	2020 年 5 月 18 日	对策二
		增加爽约管理的短信提醒	33	35	41	109	√	陈×	2020 年 5 月 18 日	对策二
		对爽约者拒绝接诊	31	29	29	89	×			

续表

现象	真因	解决对策	可行性	经济性	效益型	总分	判断实施	实施负责人	开始日期	对策编码
分时间段预约挂号就诊率低	制度不完善	修订《门诊停诊与换诊制度》	37	35	37	109	√	陈×	2020年6月29日	对策五
		制定《出诊医生准时出诊制度》	39	39	39	117	√	陈×	2020年6月29日	对策五
	制度落实不到位	定期分析按时接诊率数据	35	35	39	109	√	陈×	2020年6月29日	对策五
		违反规定者暂停出诊	35	37	33	105	×			
		规范停诊流程	41	39	41	121	√	陈×	2020年6月29日	对策五
		加强对准时出诊的监督	39	39	33	111	√	陈×	2020年6月29日	对策五

注：评价栏表头为"评价"，下设"可行性、经济性、效益型"三列。

七、计划(P)

质量改进小组成员拟订了活动计划甘特图(见图2-5)。

八、实施(D)

(一)对策一:多途径宣传推广分时间段预约挂号

1.多途径宣传推广分时间段预约挂号。

(1)医院微信公众号推送预约挂号相关信息,宣传预约方式。

(2)借助宁波市门诊管理质控中心微信平台推送预约挂号信息。

(3)医院入口处张贴巨幅海报,候诊区张贴告知书。挂号窗口、各分诊台、诊室张贴医院微信公众号二维码,方便患者扫码预约。

(4)工作人员、志愿者为患者提供现场帮助和讲解,及时处理现场有关预约挂号的问题。

(5)在社区宣传号源下沉。

(6)开展公益活动,宣传特色专科,介绍预约挂号的方法及优势。

2.自助机全面开启当日预约功能,取消当日挂号界面,增强患者预约就医意识。

3.及时更新门诊常见问题答疑本,供工作人员学习及查阅。

4.门诊办公室每月组织自查,设计问题来询问门诊工作人员预约挂号相关内容。根据检查反馈,对不同工作人员进行针对性培训。

妇幼保健医院 品质管理优秀案例集

步骤		2020年1月					2020年2月				2020年3月				2020年4月					2020年5月				2020年6月				2020年7月					2020年8月				负责人
		1周	2周	3周	4周	5周	1周	2周	3周	4周	1周	2周	3周	4周	1周	2周	3周	4周	5周	1周	2周	3周	4周	1周	2周	3周	4周	1周	2周	3周	4周	5周	1周	2周	3周	4周	
F	发现问题	…																																			叶×
O	小组成立		…																																		胡×
C	明确现有问题			…	…	…	…	…	…	…																											孙×
	目标设定										…																										邵×
U	原因分析											…	…	…	…	…	…																				孙×
S	选择改进方案																	…	…																		叶×
P	计划拟订																		…																		胡×
D	对策实施																	…	…	…	…	…	…	…	…												陈×
C	效果确认																												…	…	…	…	…					戴×
A	标准化																																	…				张×
	检讨与改进																																			…		邵×

注：…表示计划线；—表示实施线

图2-5　活动计划甘特图

对策实施后,分时间段预约挂号就诊知晓率由改善前的 50.21% 提高到改善后的 83.25%。

(二)对策二:约束爽约,简化操作步骤

1.修订《预约挂号退号与爽约管理规范》,加强爽约黑名单管理,降低爽约率,减少号源浪费现象。

2.预约成功后在短信提醒内容中增加爽约管理规定相关内容,制约患者行为,减少爽约现象。

3.简化网上预约、自助取号、预约取消操作步骤。

(1)网上预约界面重新调整,挂号科目直观,方便预约。

(2)简化自助取号流程,实现凭手机号快捷自助取号。

(3)对现场预约患者取消预约不便利者实现医院微信公众号一键取消。

4.建立门诊工作微信群,加入信息科工作人员,通过传输图片等形式,及时有效地处理信息系统及预约挂号中存在的问题。

对策实施后,爽约率由改善前的 12.43% 降低到改善后的 7.74%。

(三)对策三:增加及完善预约途径

1.开通当日预约功能,实现开诊前 1 小时均能预约挂号。

2.开通出院复诊预约功能,设置成每位出院患者在医生办理出院小结时,电脑均会提示"是否预约复诊"的对话框。

3.诊室外显示屏设置每位医生预约挂号专属二维码,使预约更便捷。

4.开通诊间预约途径,进一步方便专科患者复诊预约。

5.对出院复诊、内分泌科复诊、脱敏门诊患者开放 28 天内预约,方便患者预约。

对策实施后,预约途径由改善前的 6 个增加到改善后的 9 个。

(四)对策四:所有号源开放预约,调整专科设置

1.与生殖中心科主任沟通,全部号源实行预约挂号。

2.根据集成平台数据评估医生的接诊能力,个性化设置医生每天的接诊量。如果就诊量超过医生的接诊能力,则增加专科医生来增加预约号源数量,避免临时加号导致预约率降低。

3.定期梳理门诊专科设置情况,根据需求增加专科专病门诊,解决专科门诊预约困难的问题。

对策实施后,分时间段预约号源开放率由改善前的 83.9% 提高到改善后的 100%。

(五)对策五:加强出诊医生管理

1.修订《门诊停诊与换诊制度》,规范停诊流程,量化医生出诊次数,将出诊次数与医生个人职称晋升挂钩,有效降低门诊医生停诊率,减少患者改预约次数。

2.制定《门诊医生准时出诊制度》并加强监管。将准时出诊纳入科室绩效考核和每月综合管理考核。每月发短信提醒医生上个月门诊迟到次数,每季度在门诊质量与安全管理委员会会议上反馈不准时出诊率,以加强医生准时出诊意识,保障预约患者按预约时间段就诊,缩短患者等候时间。

3.门诊办公室每季度统计出诊医生的接诊数量,同时预设接诊一位患者所需的大约时间,精准分配每个时间段号源,提高按时接诊率,避免号源浪费。

对策实施后,停诊率由改善前的 8.02% 降低到改善后的 0.85%,不准时出诊率由 3.03% 降低到 0.19%,按时接诊率由 81.93% 提高到 90.41%。

九、效果确认(C)

2020 年 7 月 20 日至 8 月 16 日,总门诊量为 104530 人次,分时间段预约挂号就诊数为 89037 人次,分时间段预约挂号就诊率为 85.18%,目标达成率为 115.61%,进步率为 81.97%。

全院分时间段预约挂号就诊率平均值为 85.37%(见图 2-6),护理、儿科分时间段预约挂号就诊率在目标值以下,需持续改进。

改进小组成员们在改进手法、沟通协调能力、团队凝聚力、责任心、积极性、荣誉感等方面都得到了显著提升。

医院门诊患者总体满意度从 2020 年 1 月的 87.99% 提高至 2020 年 8 月的 90.67%。其中,"患者对预约挂号流程及排队等候时间"项的满意度从 2020 年 1 月的 79.76% 提高至 2020 年 8 月的 83.60%。微信公众号累计关注人数从 2020 年 1 月的 266855 增加至 2020 年 8 月的 345236。

2020 年 1 月,医院原有收费窗口人员 35 位;至 2020 年 12 月底,收费人员减少 5 人。按其年收入平均 7.2 万元计算,医院总支出减少 36 万元。2020 年,医院门诊被评为"宁波市医院门诊管理市级先进单位"。

十、处置(A)

将以上有效的改进措施写入《预约诊疗工作制度》《预约挂号退号与爽约管理规范》《门诊停诊与换诊制度》《门诊医生准时出诊制度》等相关制度

中,纳入标准化执行,指导门诊预约诊疗等相关工作。

　　然而在本次改进中,护理和儿科门诊分时间段预约挂号就诊率未达标。针对护理门诊分时间段预约挂号就诊率未达标,拟实行"增加护理门诊出诊次数""就诊前再次短信告知"等对策。针对儿科门诊分时间段预约挂号就诊率未达标,拟实行"医院公众号预约界面提供医院预约电话""就诊前再次短信告知"等对策,以进一步提高预约挂号就诊率。

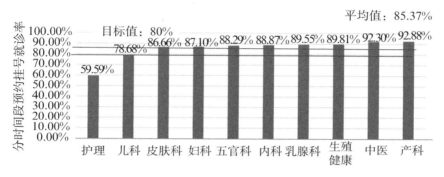

图 2-6　效果确认直方图

参考文献

[1] 王旭东.多时段门诊预约策略在中国公立医院情景下应用研究[D].北京:北京交通大学,2018.

[2] 吴惠静,陈岚,钟力炜,等.大型三级公立医院门诊分时段全预约体系的建设[J].中华全科医学,2018,16(11):1924-1926,1942.

[3] 陈静,林家禄,黄渊清,等.新医改下门诊预约取号服务实践分析[J].现代医院管理,2017,15(1):53-55.

[4] 郑佩君,谢浩芬,马佳文,等.多途径宣教助力门诊"最多跑一次"实践研究[J].中国医院,2019,23(8):72-74.

[5] 罗荣.妇幼保健院评审标准实施细则释义[M].北京:北京大学医学出版社,2019:167.

本案例由宁波市妇幼保健院提供。
主要团队成员:叶鸣君、陈志央、孙利洁、孙杰、郑婷婷、戴秀萍、邵咏梅、
　　　　　　　张祝盈、施徐敢、胡静

案例三

基于"互联网十"的危急值信息化闭环管理

一、团队概况

"质慧圈"于 2020 年成立,是由浙江大学医学院附属妇产科医院质管科、信息科、检验科等多部门联合组成的团队,利用信息化手段对医疗服务进行智慧化、精细化管理,从而提高医疗质量,保障患者安全。

二、选题背景

目前,国内外部分大型医院已对危急值管理制度展开研究。在国外,危急值管理至少已经有 40 年的历史,国际医疗机构认证联合委员会(Joint Commission International,JCI)等众多组织和机构对危急值做了相关描述和规定。其中,JCI 要求所有经其认证的医院都要建立危急值报告管理制度及设置有效的危急值处理流程,以保障患者安全[1]。在我国,最初由中国医院协会于 2009 年《患者安全目标》中提出要建立临床实验室危急值报告制度[2];2011 年,国家卫计委印发的《三级综合医院评审标准及实施细则(2011年版)》中再次强调要建立并严格执行危急值报告制度与流程,并将其列入评审核心条款之一[3];2018 年 11 月,国家卫健委办公厅印发的《电子病历系统应用水平分级评价标准(试行)》对危急值的信息化管理水平做出了明确分级规定[4]。

随着危急值报告管理在临床医疗应用中展开,其各个环节中存在的缺陷也逐渐显现出来[5-7]。传统的危急值报告方式是被动的人工发现危急值,对危急值进行复检并确认无误后,立即电话通知主管医生或护士,同时将危急值的相关信息(包括患者信息、检验结果、上报人、接收人、处理方法等)手工登记在危急值登记本上。这种依赖于人工发现危急值的管理方式无法保证及时发现并上报危急值,可能耽误患者的最佳抢救时机;同时,电话上报及纸质记录的方式易出现消息接收延迟、登记错误或遗漏的情况,甚至导致治疗方案错误等医疗过失;另外,危急值管理环节的纸质记录也不方便查找和保存[1]。随着信息技术的发展,依托于医院信息管理系统(Hospital Information System,HIS)、医学检验系统(Laboratory Information System,LIS)、医学影像系统(Picture Archiving and Communication System,PACS)等的危急值信息化管理平台逐渐建立并在一些大型医院得到了广泛的应用;检验危急值可实时监测并自动提醒,检验人员审核后自动将危急值发送至临床科室,临床医务人员查看危急值后给予相应的医疗措施。然而,如果责任医师无法在系统内及时查看危急值,或因工作繁忙而没有看到危急值,同样会延误抢救,错过患者的最佳抢救时机[8-10]。

三、主题选定

针对医院质量管理过程中的薄弱环节和存在的问题,圈员们通过头脑风暴提出了五个备选主题,对其重要性、可行性、迫切性、圈能力四个方面进行评价打分,将得分最高的主题确定为本次活动的主题——基于"互联网＋"的危急值信息化闭环管理。

"互联网＋"就是"互联网＋各个传统行业",但这并不是简单的两者相加,而是利用信息通信技术以及互联网平台,让互联网与传统行业深度融合,创造新的发展生态。它代表一种新的社会形态,即充分发挥互联网在社会资源配置中的优化和集成作用,将互联网的创新成果深度融合于经济、社会各个领域中,提升全社会的创新力和生产力,形成更广泛的以互联网为基础设施和实现工具的经济发展新形态。危急值,又被称为"超生命警戒值"[11],最初由美国南加州大学的 Lundberg 于 1972 年提出[12],是指检验项目或检查项目出现的异常结果,而当这种检验异常结果出现时,表明患者可能正处于有生命危险的边缘状态,临床医生需要及时得到检验信息,迅速给予患者有效的干预或治疗措施,还有可能挽救患者的生命,否则就有可能造成严重后果,甚至错过最佳抢救时机。闭环管理,是综合闭环系统、管理的封闭原理、管理控制、信息系统等形成的一种管理方法[13],最初由罗伯特·卡普兰(Robert S. Kaplan)和戴维·诺顿(David P. Norton)在《闭环式管理:从战略到运营》一文中提出[14]。它把全公司的供-产-销管理过程作为一个闭环系统,使系统和子系统内的管理构成连续封闭和回路,且使系统活动维持在一个平衡点上,进而使矛盾和问题得到及时解决,做出决策、控制、反馈,再控制、再反馈,从而在循环积累中不断提高,促进单位自我超越、不断发展[15]。

通过主题类型判定,得出本期的活动主题类型为课题达成型。

衡量指标:危急值反馈率、危急值及时反馈率、危急值病程录记录完整率、危急值病程录及时记录率。

计算方法:

危急值反馈率＝危急值反馈数/危急值报告数×100%

危急值及时反馈率＝危急值及时反馈数/危急值报告数×100%

危急值病程录记录完整率＝病程记录完整数/危急值总数×100%

危急值病程录及时记录率＝病程记录及时完成数/危急值总数×100%

四、活动计划拟订

圈员们拟订了活动计划并绘制了甘特图。

五、课题明确化

圈员们回顾性调查了 2019 年危急值反馈情况及危急值病程录记录情况,得出危急值反馈率为 94.18%,危急值及时反馈率为 39.53%,危急值病程录记录完整率为 48.08%,危急值病程录及时记录率为 51.92%。原危急值处理流程见图 3-1。活动计划甘特图见图 3-2。

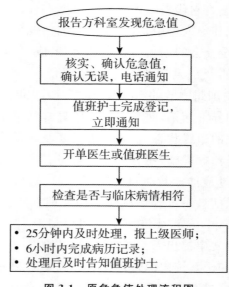

图 3-1 原危急值处理流程图

步骤	2020年2月 1~2周	3~4周	2020年3月 1~2周	3~4周	2020年4月 1~2周	3~4周	2020年5月 1~2周	3~4周	2020年6月 1~2周	3~4周	2020年7月 1~2周	3~4周	2020年8月 1~2周	3~4周	2020年9月 1~2周	3~4周	2020年10月 1~2周	3~4周	2020年11月 1~2周	3~4周	2020年12月 1~2周	3~4周	负责人
选定主题	···—																						全体
活动计划拟订		···—																					宋×× 吴××
课题明确化			···—																				宋×× 吴××
目标拟定				···—																			张×× 张××
方案拟定					···—																		何×× 钱××
最佳方案追踪						···—																	杨×× 杨××
方案实施							···—	···—	···—	···—	···—	···—	···—	···—									梁×× 张××
效果确认															···—	···—	···—	···—					宋×× 吴××
标准化																	···—	···—	···—	···—			潘××
检讨与改进																			···—	···—	···—		宋×× 吴××

图3-2 活动计划甘特图

注：··· 表示计划线；— 表示实施线

　　根据项目的调查内容,分析现况水准,进行望差值分析,同时从上级方针、圈的优势、克服能力三个评价项目进行评分,最终拟定六大攻坚点(见表3-1)。这六大攻坚点分别为:提高医技人员对危急值核实后5分钟内必须发出报告的知晓率;提高医生对需在规定时间内完成病程记录的知晓率;提高医生对病程录记录内容的知晓率;提高医生需在25分钟内根据临床情况采取相应处理措施的知晓率;建立危急值数据中心,协调各系统实现互联互通;在保证互联网安全的前提下,实现互联网端危急值提醒及反馈,实现移动办公。

表 3-1　望差值与攻坚点选定表

评价基准: 1. 重要,3分;次要,2分;微小,1分。 2. 取总分超过半数(54分)且单项得分高于18分者为攻坚点。 　单项:10×3×60%＝18分;总分:30×3×60%＝54分。 3. "★"代表选定的攻坚点。 4. 合计圈员10人						评价项目				选定的攻坚点
题目	把握项目	现况水平	期望水平	望差值	攻坚点(候选)	上级方针	圈的优势	克服能力	总分	
基于"互联网+"的危急值信息化闭环管理	医技人员对危急值核实后,5分钟内必须发出报告的知晓率	28.57%	100%	71.43%	提高医技人员对危急值核实后5分钟内必须发出报告的知晓率	28	22	28	78	★
	医技人员对门诊危急值向开单医生报告的知晓率	71.43%	100%	28.57%	提高医技人员对门诊危急值向开单医生报告的知晓率	27	19	17	63	
	医技人员对住院危急值向开单医生报告的知晓率	71.43%	100%	28.57%	提高医技人员对住院危急值向开单医生报告的知晓率	27	19	17	63	
	医生对需在规定时间内完成病程记录的知晓率	25.57%	80%	54.43%	提高医生对需在规定时间内完成病程记录的知晓率	30	22	23	75	★
	医生对病程录记录内容的知晓率	16.33%	80%	63.67%	提高医生对病程记录内容的知晓率	30	19	19	68	★
	医生对需在25分钟内根据临床情况采取相应处理措施的知晓率	22.45%	80%	57.55%	提高医生需在25分钟内根据临床情况采取相应处理措施的知晓率	30	26	24	80	★
	院内危急值信息互联互通系统数量	1个	10个	90%	建立危急值数据中心,协调各系统实现互联互通	28	25	28	81	★
	医生是否可以随时随地知晓并反馈危急值	否	是	100%	在保证互联网安全的前提下,实现互联网端危急值提醒及反馈,实现移动办公	30	30	30	90	★

六、目标设定

本圈自我评估圈能力为 72.1％，改善重点为 100％。根据目标值计算公式，目标值＝现况值 ＋（1－现况值）×圈能力 ×改善重点，将危急值反馈率目标值设定为 98.38％，将危急值及时反馈率目标值设定为 83.13％，将危急值病程记录完整率目标值设定为 85.51％，将危急值病程及时记录率目标值设定为 86.59％。

七、方策拟定

围绕管理项目的攻坚点，分别对作业性、效益性、挑战性进行评定，判定相应的改善方案（见表 3-2），最终选出 10 个备选方案，并将其合并为三大方策群组：①开发危急值闭环管理平台；②质控系统自动识别病程记录；③改进危急值管理制度。

表 3-2 方策制定表

评价基准： 1. 重要，3 分；次要，2 分；微小，1 分。 2. 取总分超过半数（54 分）且单项得分高于 18 分者为攻坚点。 　单项：10×3×60％＝18 分；总分：30×3×60％＝54 分。 3. "★"代表选定的攻坚点。 4. 合计圈员 10 人				评价项目				判定
题目	管理项目	攻坚点	改善方案	作业性	效益性	挑战性	总分	
基于"互联网＋"的危急值信息化闭环管理	危急值发送及时性	提高医技人员对危急值核实后 5 分钟内必须发出报告的知晓率	加强培训，提高员工知晓率	22	28	15	65	
			危急值审核后自动发出报告	30	30	18	78	★
	临床医生规范且及时地进行危急值处置	提高医生对需在规定时间内完成病程记录的知晓率	加强培训，提高员工知晓率；主管部门加强督察	22	28	17	67	
			质控系统自动识别并及时提醒医生在规定时间内完成病程记录	30	30	28	88	★
		提高医生对病程录记录内容的知晓率	加强培训，提高员工知晓率；主管部门加强督察	20	26	15	61	
			质控系统自动识别并提醒医生病程录是否记录规范	30	28	30	88	★
		提高医生对需在 25 分钟内根据临床情况采取相应处理措施的知晓率	加强培训，提高员工知晓率；主管部门加强督察	22	28	19	69	★
			信息系统设置医生知晓后需反馈并有提醒功能	30	25	22	77	★

续表

				评价项目				判定

评价基准：
1. 重要,3 分;次要,2 分;微小,1 分。
2. 取总分超过半数（54 分）且单项得分高于 18 分者为攻坚点。
　单项：10×3×60％＝18 分;总分：30×3×60％＝54 分。
3. "★"代表选定的攻坚点。
4. 合计圈员 10 人

题目	管理项目	攻坚点	改善方案	作业性	效益性	挑战性	总分	
	实现危急值闭环管理	建立危急值数据中心,协调各个系统实现互联互通	建立危急值数据中心,各个系统通过数据中心进行数据交换	27	27	25	79	
			各个系统设计开发相应的危急值管理模块,设计系统集成方案,通过医院集成平台实现各系统危急值信息互联互通	27	27	28	82	
			改进危急值管理制度,加强员工培训,提高员工知晓率	30	30	28	88	
	提高危急值处理的便捷性	在保证互联网安全的前提下,实现互联网端危急值提醒及反馈,实现移动办公	在保证信息安全的前提下,进行互联网方案设计、部署并备案	27	30	20	77	
			院内信息系统与医院互联网应用进行信息交互,实现互联网危急值提醒及反馈	27	30	25	82	

八、最佳方案确定

圈员们通过 PDPC（预测障碍排除）进行障碍判定和副作用判定,并探讨了消除障碍的方法。结果显示,三大方策群组均具有可操作性（见表 3-3）,并进入实施阶段。

表 3-3　最适方策探究表

课题	备选方案	障碍判定	副作用判定	消除障碍	判定	方案群组
基于"互联网＋"的危急值信息化闭环管理	改进危急值反馈系统,危急值审核后自动发出报告	危急值分布在不同的检验系统及多个检查系统,危急值管理流程的统一及危急值的统一管理成为难点	过度依赖系统,不后续跟踪报告是否发出	成立危急值管理委员会,对危急值管理流程进行讨论确定,各个系统配合改造;建立危急值数据中心,各个系统与危急值数据中心进行交互,实现对危急值的统一标准化闭环管理	★	I
	质控系统自动识别并及时提醒医生在规定时间内完成病程记录	质控系统须与电子病历系统及危急值系统实现互联互通,质控系统才能实现提醒功能	过度依赖系统提醒	讨论制定接口方案,质控系统、危急值数据中心、电子病历系统通过医院集成平台实现数据交互;质控系统对规定时间内完成危急值病程记录进行规则设置	★	II

续表

课题	备选方案	障碍判定	副作用判定	消除障碍	判定	方案群组
基于「互联网＋」的危急值信息化闭环管理	质控系统自动识别并提醒医生病程录记录是否规范	质控系统需与电子病历系统实现互联互通,并且统一危急值病程录书写规范为一大难点	对质控系统过度依赖,缺少自我查检	根据规范标准制定危急值病程录书写模板,实现危急值内容按照规范格式一键引用至病程记录中,方便医生书写	★	II
	信息系统设置医生处置后需点击处理并有提醒功能	同时实现院内门诊工作站、住院工作站、开单医生手机端的实时提醒功能,在保证互联网安全、信息安全的前提下,实现医院的局域网与互联网信息交换	无	召开互联网安全及信息安全讨论会,对危急值信息管理的互联网方案进行设计并部署备案;以危急值数据中心的数据为基准,实现院内门诊工作站、住院工作站、开单医生手机端同时提醒功能	★	I
	主管部门定期督察,并纳入季度奖考核	纳入季度考核需经过考核小组评定,根据医院优先监测的指标来定	无	提交考核小组评定	★	III
	改进危急值管理制度,加强员工培训,提高员工知晓率	目前各医技科室有各自的危急值管理制度,整合困难	无	危急值管理领导小组讨论并合并五个危急值管理制度	★	III
	建立危急值数据中心,各个系统通过数据中心进行数据交换	数据中心成为信息流的交通枢纽,交互量较大	对系统性能要求较高	协调各厂商,讨论危急值数据中心建设方案,将系统开销降至最低	★	I
	各个系统设计开发相应的危急值管理模块,设计系统集成方案,通过医院集成平台实现各个系统危急值信息互联互通	危急值涉及 10 个左右的系统建设改造,每个系统的架构不同,改造难度也不同,把握项目进度及统一接口方案成为难点	无	医院统一规划系统集成方案,按照各种标准制定接口规范,逐一把控系统改造进度	★	I
	召开互联网安全讨论会议,对危急值信息化系统进行部署,实现院内局域网与互联网互联互通	保证互联网安全,实现院内局域网与互联网互联互通	无	召开互联网安全讨论会议,对危急值信息化系统进行互联网部署,实现院内局域网与互联网互联互通	★	I

九、方策实施

(一)方策群组一:开发危急值闭环管理平台

1.召开全院危急值管理会议,到门诊、住院、医技、行政职能科室进行调研,通过多种渠道收集平台建设需求;根据《电子病历系统应用水平分级评价标准(试行)》中的危急值信息化管理水平七级条款进行对标建设。

2.设计全新的时效管控、分级通知、分级反馈的危急值闭环管理流程(见图3-3);建立危急值数据中心,协调各个系统实现互联互通;在保证互联网安全的前提下,实现互联网端危急值提醒及反馈,实现移动办公;圈内成员每周开展项目讨论会,及时对开发进度及难点进行讨论并解决。

3.系统开发完成,通过门诊、病区试用后,在全院推广使用。录制危急值培训视频挂信息科科室主页供全院下载学习。并通过科主任会议传达、OA通知、危急值管理委员会通报等,提高全院知晓率。

方策群组一实施后,危急值反馈率由94.18%提高到97.68%;危急值及时反馈率由39.53%提高到85.71%。

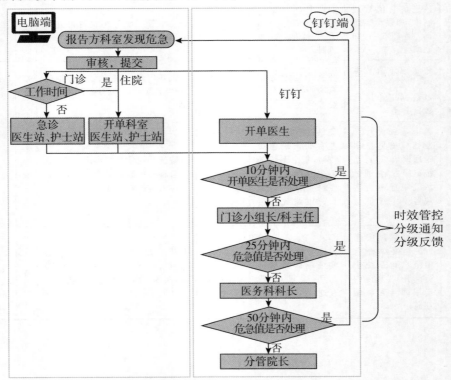

图3-3 新危急值闭环管理流程图

(二)方策群组二:质控系统自动识别病程记录

开发危急值记录提醒功能,无论医生处于哪个界面,都会弹出完善病程录的提醒。同时,医生进入病程录的编写页面,可自动导入危急值内容。

方策群组二实施后,危急值记录完整率由 48.08％ 提高到 69.23％,危急值及时记录率由 51.92％ 提高到 84.62％。

(三)方策群组三:改进危急值管理制度

1.每季度组织召开危急值工作小组会议,讨论并持续改进《危急值管理制度》,合并医院原有的《危急值报告制度》《心电图室危急值报告制度》《围产监护室危急值报告制度》《检验科危急值报告制度》《放射科危急值报告制度》《超声科危急值报告制度》,修订为全院性制度《危急值管理制度》。

2.院科两级开展制度培训,将新制度发布于制度系统供全院学习,医院层面通过科主任会议、危急值领导小组工作会议等多途径开展培训,各临床相关科室组织科内制度学习及考核。

3.检验科等重点科室将危急值处置流程和危急值报告范围等粘贴在墙上,以方便大家记忆及快速反应,同时将危急值处置流程等归入科室《质量手册》及《程序文件》,方便科内员工参照学习。

4.院科两级定期督导检查。危急值管理领导小组每季度督察危急值管理情况,包括危急值知识问卷调查及现场督察,医技科室危急值报告情况,临床科室危急值登记、病程录记录及处理情况,并通过 OA《质量与安全检查结果反馈流程》将检查结果反馈给各科室,督促改进。临床各大科每季度自查,各病区每月自查危急值记录情况,危急值管理制度及处理流程的知晓情况,并改进。

5.将漏报危急值、接获危急值未及时向主管医师通报等列入强制性上报不良事件目录,按照不良事件分析、处理流程进行处置,不断完善危急值管理。

6.将危急值信息化接收反馈及时率,危急值及时处理、记录情况,纳入《临床科室季度奖考核》。

方策群组三实施后,2020 年 6 月 12 日—8 月 31 日危急值管理制度学习人次为 586 人次,危急值 25 分钟内处理知晓率由 22.45％ 提高到 87.50％,病程录记录知晓率由 28.57％ 提高到 90.63％。

十、效果确认

1.各项措施落实后,危急值及时反馈率提高到 97.44％,危急值反馈率

提高到100%;危急值记录完整率提高到88.62%,危急值及时记录率提高到87.56%。根据公式计算,

$$目标达成率=[(改善后数据-改善前数据)/$$
$$(目标设定值-改善前数据)]\times100\%$$

危急值及时反馈率目标达成率为132.82%,危急值反馈率目标达成率为138.58%;危急值记录完整率目标达成率为108.31%,危急值及时记录率目标达成率为102.80%。

2.形成了一套危急值信息化的闭环管理系统,医技系统会自动识别危急值并提醒,医技人员确认无误后,系统自动发送危急值通知;医生站和护士站均会有语音提醒,系统弹框,工作人员可点击"处理"进行反馈;同时,开单医生的手机钉钉也会对医生进行提醒,若责任医生无法及时接收反馈,可采取逐级上报的方式,对危急值进行监管;医生接到通知后对患者危急值采取处理措施;在危急值发出后,系统自动提醒医生完成"危急值病程录",医生进入编辑界面,可点击"引用危急值",将危急值记录自动导入。

3.建设了危急值数据中心,对危急值漏报、处理不及时的问题实现可追溯,同时数据可供临床科学研究使用。

4.危急值管理实现了无纸化,管理人员可以导出电子登记本,摒弃了传统的纸质管理。

5.成功申报浙江省教育厅课题一项。

6.在圈活动中,圈员们的能力得到明显提升,在品管手法、责任心、沟通能力、解决问题的能力等方面都得到了显著提升。

十一、标准化

将危急值管理制度和门诊危急值处理流程标准化,指导医技科室和临床医生危急值报告及处置流程。

十二、检讨与改进

通过本次品管圈活动的实施,危急值及时反馈率和危急值反馈率都得到了有效提高。同时,通过此次活动,圈员们也收获了很多无形成果。然而,此次改进涉及全院各临床科室,从院级到科级,各项措施的落实还存在一定的困难。未来,我们将进一步加强与临床各科室的沟通、协作,促进各项措施的有效落实。

参考文献

[1] Joint Commission on Accreditation of Healthcare Organizations. Joint Commission International Accreditation Standards for Hospitals（5rd）[M]. Illinosi USA：Joint Commission Resources，2014.

[2] 中国医院协会. 2009 年度患者安全目标：医协会发〔2009〕6 号. 2014-01-24. https：//www. cha. org. cn/site/content/5998b35b78db1c6b189bf3438db38f51. html.

[3] 中华人民共和国国家卫生健康委员会. 三级综合医院评审标准实施细则（2011 年版）：卫办医管发〔2011〕148 号. 2011-12-23. http：//www. nhc. gov. cn/wjw/gfxwj/201304/0404f9cd71764ab29b2365e069cfbf2d. shtml.

[4] 中华人民共和国国家卫生健康委员会. 电子病历系统应用水平分级评价标准（试）[ER/OL]. 国卫办医函〔2018〕1079 号 .（2018-12-07）. http：//www. nhc. gov. cn/yzygj/s7659/201812/3cae6834a65d48e9bfd783f3c7d54745. shtml.

[5] 王福元. 临床检验危急值的建立与应用[J]. 临床合理用药杂志，2017，10(6)：125-126.

[6] 张真路，刘泽金，赵耿生，等. 临床实验室危急值的建立与应用[J]. 中华检验医学杂志，2005(4)：452-453.

[7] 兰海丽，张秀明，余元龙，等. 检验危急值应用的评估与持续改进[J]. 中华医院管理杂志，2009，25(4)：235-238.

[8] 杜立树，平龙玉，张曼俐. 信息化建设在危急值报告管理中的应用分析[J]. 国际检验医学杂志，2016，37(5)：713-714.

[9] 杜杏利，张晓祥，陈妍妍，等. LIS 和 HIS 系统结合人工信息传递对检验危急值的管理与运用[J]. 中国医院，2016，20(3)：35-36.

[10] 胡瑜，周桓，任峰，等. 医学检验危急值信息化管理平台的建立[J]. 中国医院管理，2016，36(2)：51-52.

[11] 陈艇，陈少琴，洪超群. 检验危急值的信息化管理[J]. 科技创新导报，2016，13(14)：89-91.

[12] Lundberg G. When to panic over abnormal values[J]. Med Lab Obs，1972，4 (1)：47-54.

[13] 闭环管理. https：//baike. baidu. com/item/％E9％97％AD％E7％

8E％AF％E7％AE％A1％E7％90％86/2060729? fr＝aladdin，2020

[14] 罗伯特·卡普兰，戴维·诺顿，章程.闭环式管理:从战略到运营[J].哈佛商业评论，2008(2):46-65.

[15] 闭环管理. https://wenku. baidu. com/view/90898b6c27d3240c8547ef03. html，2020.

本案例由浙江大学医学院附属妇产科医院提供。

主要团队成员:宋丽莹、吴聪、潘永苗、何剑虎、钱志大、张媛媛、杨旋、梁志君、杨灵飞、张艳

案例四

提高污水处理余氯监测目标值达标率

一、团队概况

青山绿水圈成立于 2020 年 4 月,是由瑞安市妇幼保健院总务科、检验科、药剂科等多部门联合组成的团队,运用 QCC 常用工具,科学循证,建立标准化工作流程,全力提高后勤综合服务能力。

二、选题背景

经过调查,我院 2020 年 1—4 月余氯每日检测 2 次,检测后余氯含量均在 2～8mg/L[1],符合《医疗机构水污染物排放标准》(GB 18466—2005)。

根据实际调查情况,虽然余氯含量在规范范围内,但是由于医院内排水量不稳定,每天 8:00—18:00 处于用水量高峰期,余氯消耗比较大,余氯含量经常处于下限值 2mg/L;凌晨 0:00—5:00 处于用水量最低值,余氯含量比较高,经常接近上限值 8mg/L。这种情况易造成检测不达标;一旦余氯含量超标,就易造成粪大肠菌群超标[5]。为了保障余氯含量符合排放标准,经过查找有关文献,发现当余氯含量控制在 3～5mg/L 时,既能保证污水处理粪大肠菌群有效降低,又能有效节约药剂成本。因此,将余氯含量 3～5mg/L 设置为余氯监测目标值。

三、主题选定

根据医院内后勤服务的薄弱环节及存在的问题,提出 6 个备选主题,所有圈成员通过主题评价法,从重要性、迫切性、圈能力、上级政策等 4 个方面进行综合评分,最终得出本次品管圈的主题为提高污水处理余氯监测目标值达标率。

医院污水:指医院和医疗卫生机构排出的含有大量病菌、病毒和其他有毒有害物质的生活污水。按医院性质,医院污水可分为传染病医院污水和综合医院污水;按污水成分,可分为有放射性医院污水、废弃药物医院污水、含重金属离子医院污水。

医院污水处理:改变医院污水水质的过程。主要是杀灭污水中的致病微生物。为了提高消毒效果,在消毒前可对污水进行预处理,包括一级处理和二级处理。

余氯:在指定的接触时间终了或排至规定的场所时,污水或污泥中仍保留的剩余有效氯。

通过主题类型判定表,得出本期的活动主题类型为问题解决型。

衡量指标:污水处理余氯监测目标值达标率(%)。

计算公式:污水处理余氯监测目标值达标率(%)=单位时间内检测达标例数/同一单位时间内检测总例数×100%。

四、活动计划拟订

圈员们拟订了活动计划并绘制了甘特图(见图4-1)。

五、现况把握

1.医院污水处理流程见图4-2。

2.圈员们通过头脑风暴及文献资料,并结合我院污水处理的实际情况,明确提高余氯目标值达标率的调查对象,统一标准,固定查检表记录人员,统一查检记录人员的查检方法,制定污水站现状调查表,记录结果并评价。

3.调查方法:2020年5月18日至6月17日期间,根据污水站现状调查表,查检余氯含量没有达到目标值的例数及发生原因,根据"80/20"法则,确立余氯含量没达标的主次因素。

(1)按照规定需每12小时在总排放口对余氯进行检测,根据我院污水出水规律在出水高峰期和低峰期再增加两次检测,每日检测4次。

(2)根据2019年度污水排放总流量可得出,我院日均污水处理流量为120吨,在调查期间随机抽取3日,每小时检测一次余氯含量,取最接近日均流量的一天为样本,作为24小时余氯变化的依据。

(3)设定余氯含量目标值为3~5mg/L,此次调查中将不在此区间内的检测数据均设为不合格。

品管循环	Why 决定主题	What 活动项目	When 2020年5月–10月	Who 责任分配	How 品管工具方法	Where 地点
P	决定主题	组圈	2020年5月第1周（计划线）	夏×	L形矩阵图	会议室
P	决定主题	主题选定	2020年5月第2周	夏×邹×李×	L形矩阵图 文献查证	会议室
P	决定活动日程与任务分配	活动计划拟订	2020年5月第3–5周	谢×	小组讨论 甘特图	会议室
P	调查事实决定目标	现况把握（数据收集）	2020年6月第4周	卓×李×	流程图 柏拉图 查检表	会议室
P	调查事实决定目标	目标设定	2020年7月第1周	余×夏×	文献查找 公式计算	会议室
P	找出原因	解析	2020年7月第3周	夏×卓×	鱼骨图 小组讨论	会议室
P	决定怎么办	对策拟定	2020年7月第4–5周	余×夏×邹×	评价法 文献查证	会议室
D	决定怎么做	对策实施与检讨	2020年8月	夏×卓×	小组讨论 查检表	会议室
C	确认效果	效果确认	2020年9月	杨×许×	推移图 雷达图 柏拉图	会议室
A	再发防止追踪	标准化	2020年10月第1周	夏×杨×	流程图	会议室
A	再发防止追踪	检讨与改进	2020年10月第3周	杨×鲍×	小组讨论	会议室
A	再发防止追踪	资料整理、成果报告	2020年10月第5周	谢×	小组讨论 PTT应用	会议室

注：…表示计划线；—表示实施线

图 4-1 活动计划甘特图

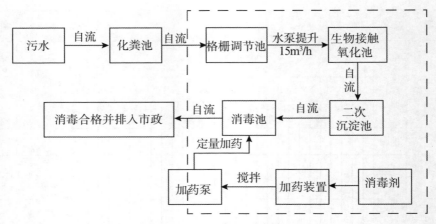

图 4-2　医院污水处理流程图

4. 调查结果：改善前单位时间内检测达标例数 77 例，同一单位时间内检测总例数 121 例，污水处理余氯目标值达标率为 63.6％。改善前余氯情况见图 4-3。污水处理后余氯无法达到目标值的原因（见表 4-1）：①设备缺陷；②操作人员技能缺失；③日产检查困难；④进水量波动大；⑤消毒药品不合格。根据"80/20"法则，设备缺陷和操作人员技能缺失两项所占百分比累计达 83.10％（见图 4-4），所以我们将以上两点作为本次活动的改善重点。

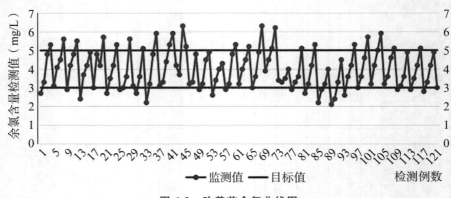

图 4-3　改善前余氯曲线图

表 4-1　污水处理后余氯含量无法达到目标值原因汇总

原因	次数	百分比	积累百分比
设备功能缺陷	52	54.7%	54.7%
操作人员技能缺失	27	28.4%	83.1%
日常检查困难	6	6.3%	89.4%
进水量波动大	5	5.3%	94.7%
消毒药品不合格	3	3.2%	97.9%
其他	2	2.1%	100.0%
合计	95	100.0%	—

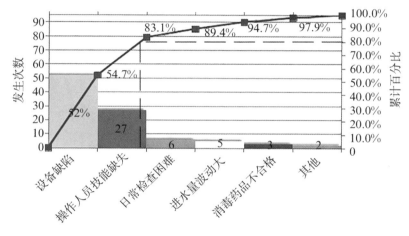

图 4-4　改善前柏拉图

六、目标设定

1. 遵循"80/20"法则,我们将改善重点确认为83.10%。

2. 结合工作年资、学历、主题改善能力,得出圈能力为63.25%。

3. 污水处理余氯目标值达标率:

目标值＝现况值＋改善值

　　　＝现况值＋(1－现况值)×改善重点×圈能力

计算目标值为82.7%。

七、解 析

1.圈员们从人员、方法、材料设备及其他方面分析设备功能存在一定缺陷的原因(见图 4-5),制定了"设备功能存在一定缺陷"的查检表(见表 4-2),通过查检的方式,进行真因验证。根据"80/20"法则,将操作流程不完善、加药泵无法根据水量自动调节加药量两项所占的 80.60% 作为"设备功能存在一定缺陷查检表"的真因(见图 4-6)。

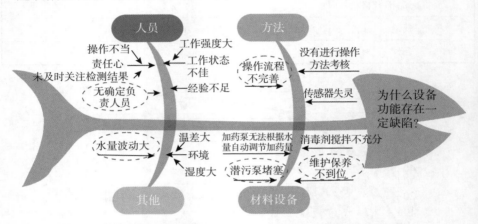

注: 〔- - -〕为重要原因,由圈员根据工作经验对每项打分后统计得出。

图 4-5 原因分析鱼骨图

表 4-2 设备功能存在一定缺陷查检表

要因	次数	百分比	累计百分比
操作流程不完善	32	47.8%	47.8% ☆
加药设备不完善	22	32.8%	80.6% ☆
维护保养不到位	6	8.9%	89.5%
污水水量波动大	3	4.5%	94.0%
无确定负责人员	2	3.0%	97.0%
其他	2	3.0%	100.0%
合计	67	100.0%	—

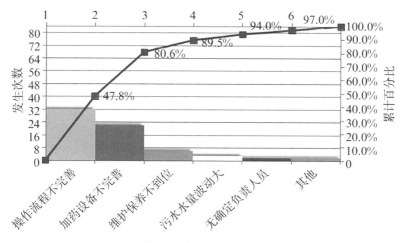

图 4-6 真因验证柏拉图

2. 圈员们从人员、方法、材料设备及其他方面分析操作人员技能缺失的原因（见图 4-7），制定了"操作人员技能缺失"的查检表（见表 4-3），通过查检的方式进行真因验证。根据"80/20"法则，我们将未深入了解整天处理情况、没有定期性考核制度两项所占的 80.72% 作为"操作人员技能缺失"的真因（见图 4-8）。

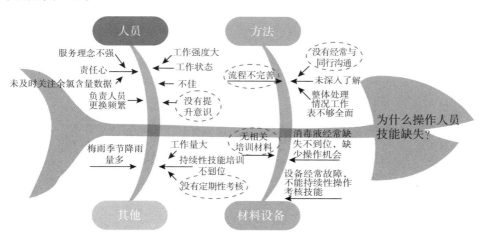

注：⟨¯_¯⟩为重要原因，由圈员根据工作经验对每项打分后统计得出。

图 4-7 原因分析鱼骨图

表 4-3 操作人员技能缺失的查检表

要因	次数	百分比	累计百分比	
未深入了解整体处理情况	35	42.17%	42.17%	☆
没有定期性考核制度	32	38.55%	80.72%	☆
没有提升技能意识	7	8.43%	89.16%	
无相关培训材料	5	6.02%	95.18%	
流程不完善	2	2.41%	97.30%	
其他	2	2.41%	100.0%	
合计	83	100.0%	—	

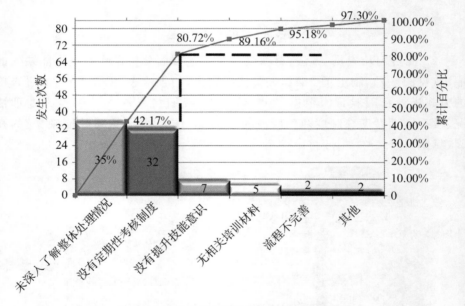

图 4-8 操作人员技能缺失真因验证柏拉图

八、对策拟定

全体圈员就每一项评价项目,依可行性、经济性、效益性进行对策选定(见表 4-4)。评价方式:优,5 分;可,3 分;差,1 分。圈员共 12 人,总分 12×5×3×1=180 分。以"80/20"法则,144 分以上为最适对策。

表 4-4 对策制定表

问题	真因	对策方案	评价(5分、3分、1分)×12人				采纳	提案人	执行时间	对策编号	对策合并
			可行性	经济性	效益性	总分					
加药设备存在一定缺陷	操作流程不完善	重新制定污水处理设备操作流程	60	52	58	170	●	夏×	08-10	1	对策二
		实景拍摄操作流程	50	50	50	150	●	杨×	08-10	2	
		请设备厂家工程师过来培训	45	46	45	136		卓×			
		科室内部组织培训、考核	45	46	45	136		许×			
		将操作流程图上墙	42	44	42	128		鲍×			
	加药设备不完善	根据医院污水水量规律，手动调节加药泵加药速率	52	50	56	158	●	卓×	07-13	3	对策一
		调试潜污泵流量值	54	56	54	164	●	夏×	07-13	4	
		调整每天加药时间	44	42	45	131		李×			
		提高潜污泵浮球高度，充分利用调节池的作用	50	50	50	150	●	邹×			
		重新设计加药设备电路	45	45	45	135		吴×			
		购买新的设备	42	45	42	129		谢×			
操作人员技能缺失	未深入了解整天处理情况	统一带教示范，监督低年资工作人员	50	56	58	164	●	夏×	08-10	5	对策二
		分化观察流程，查找缺失技能	56	58	56	170	●	杨×	08-10	6	
		规定每天观察记录时间不少于2小时	56	56	54	166		李×			
		实景视频拍摄，观察步骤流程	42	44	45	131		吴×			
		及时记录每一次观察数据	44	44	45	133		许×			
		反复组织培训、考核	44	42	42	128		谢×			
	没有定期性考核	增加考核内容、制度	60	55	56	171	●	邹×	08-10	7	对策二
		联系厂家技术人员加强培训	46	44	45	135		李×			
		反复组织培训、考核	45	45	45	135		许×			

九、对策实施

(一)对策一:制定污水处理设备操作流程

1. 根据我院 2019 年每日水处理平均值 120 吨调整提升泵流速,由原来的 15m³/h 调整为 10m³/h,使得整体出水更加平稳。

2. 调整浮球高度,充分利用格栅调节池的调节作用,使水质更加平稳。

3. 根据我院每日出水流量波动,手动调节加药泵加药频率,8:00—18:00 为 35L/h,18:00—8:00 为 20L/h。

对策实施后,7 月 13 日—8 月 9 日,共调查 50 次,加药流程掌握率为 90%。查检 120 例操作流程情况,存在操作步骤出错、缺失的共 30 例,污水处理余氯动态监测达标率从原来的 63.6% 提高到 75%。

(二)对策二:重新制定、完善、合理化操作流程,增加定期考核环节

1. 建立完善的操作流程,采取口头(一对一带教)、图文(流程图上墙、操作知识微信群推送考核)、真人示范等形式加强培训。

2. 统一操作流程。

3. 月末组织考核。

对策实施后,8 月 10 日—9 月 6 日共调查 50 次,操作流程掌握率为 90%。查检 121 例操作流程情况,存在操作步骤出错、缺失的共 23 例,污水处理余氯动态监测达标率从对策一实施后的 75% 提高到 81%。

十、效果确认

(一)有形成果

改善后统计 2020 年 9 月 7 日—10 月 4 日期间污水处理余氯监测目标值达标率为 85.9%,目标达成,改善后余氯曲线见图 4-9,污水处理余氯监测目标值达标率低下的原因改善前后对比见图 4-10 和图 4-11。

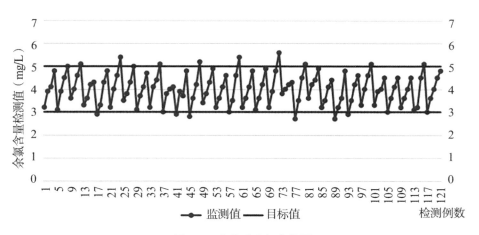

图 4-9　改善后余氯曲线图

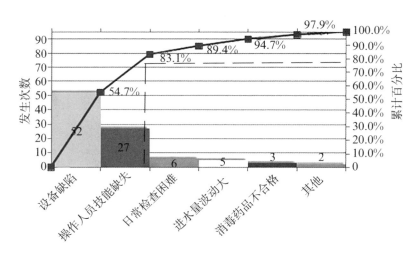

图 4-10　改善前污水处理余氯监测目标值达标率低下的原因分析柏拉图

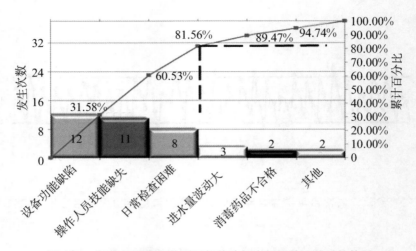

图 4-11 污水处理余氯监测目标值达标率低下的改善后柏拉图

目标达标率＝（改善后数据－改善前数据）/（目标值－改善前数据）
　　　　×100％
　　　　＝（85.9％－63.6％）/（82.7％－63.6％）×100％
　　　　＝116.7％
进步率 ＝（改善后数据－改善前数据）/ 改善前数据×100％
　　　　＝（85.9％－63.6％）/ 63.6％
　　　　＝35.06％

(二)无形成果

经过本次品管圈活动,圈员们的圈能力从品管手法、和谐程度、积极性、责任感、沟通配合能力、凝聚力、解决问题能力等方面均有显著提高。

(三)附加经济效益

圈员在瑞安市开办的后勤精细化管理继教项目中分享污水处理管理的经验。

十一、标准化

通过品管圈活动,团队顺利达到改善目标,将污水处理站操作流程纳入标准化执行(见图 4-12)。

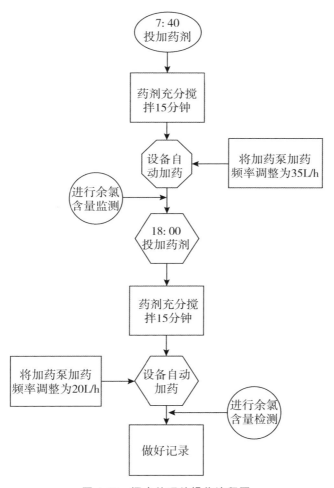

图 4-12 污水处理站操作流程图

十二、检讨与改进

本次 QCC 活动有效地提高了余氯含量目标值的达标率,为医院污水的安全排放提供了有力的保障。但是由于医院整体规模不大,每日污水处理量相对较小,所以结果有一定局限性,能否适用于其他医疗机构有待进一步研究。

参考文献

[1] 国家环境保护总局,国家质量检验检疫总局.医疗机构水污染物排放标准：GB 18466-2005[S].2005.

[2] 陈璐,杨彬,苏冠民,等.山东省医疗机构污水消毒处理现状调查[J].中国消毒学杂志,2020,37(8):627-629.

[3] 杨新年.医院污水处理存在的问题及对策[J].绿色环保建材,2018(4):25.

[4] 刘诗川,曾文芳,岑斌,等.2014—2016年杭州市医院污水监测结果分析[J].中国农村卫生事业管理,2017,37(10):1208-1209.

[5] 陈宇鸿,金春秋,林婷.2012—2015年温岭市医院污水余氯含量及细菌污染监测结果分析[J].应用预防医学,2019,25(1):59-60.

[6] 刘芳盈,王淑田,郑加玉,等.淄博市医疗机构污水消毒处理的卫生学调查[J].中国消毒学杂质,2017,34(11):1039-1041.

[7] 余态琼,刘彬,金鑫,等.医疗废水处理方案设计[J].工业技术,2017,15(35):68-70.

本案例由瑞安市妇幼保健院提供。
主要团队成员:夏演、余雪梅、邹梦阳、吴翔、谢晓东、鲍云辉、许东东、杨宁、卓锟、谢丽艳、李飞跃、李铭铭

案例五

提高 NICU 住院新生儿母乳喂养率

一、团队概况

苗圃圈于 2020 年成立,是由杭州市妇产科医院产科病区、分娩中心、新生儿重症监护病房(neonatal intensive care unit,NICU)等多部门联合组成的团队,致力于通过实际行动,为入院的新生儿营造一个良好的健康成长的平台。

二、选题背景

目前,10%~21.2% 的新生儿出生后,由于早产、窒息、血糖异常、新生儿黄疸等高危因素需转至 NICU 治疗[1]。

NICU 大多为封闭式管理,处于 NICU 的新生儿因疾病造成母婴分离,同时母乳还面临着储存、运输等因素制约,使得母乳喂养有较多的困难[2-3]。因此,寻求一种方法使得 NICU 新生儿也可得到母乳喂养显得尤为重要。

母乳是早产儿的首选食品。研究表明,母乳喂养对早产儿神经发育、远期认知结果的影响可能一直持续到儿童、青少年,甚至成年时期。母乳的营养成分在其中起着决定性作用,涉及低聚糖、多不饱和脂肪酸、乳铁蛋白等[4]。

本科室在 2019 年成功救治的早产儿最小胎龄 24^{+6} 周,最低出生体重为590g,并成为杭州市新生儿救助中心,成立杭州市首家母乳库。

三、主题选定

根据医院内新生儿护理的薄弱环节及存在的问题,本圈提出六个备选主题,所有圈成员通过主题评价法,从上级重视程度、重要性、迫切性、圈能力等四个方面综合评分,最终得出本次品管圈的主题为提高 NICU 住院新生儿的母乳喂养率。

母乳喂养是指用人乳喂养婴儿的方式。

NICU 住院新生儿是指出生 28 天内,因母亲或患儿本身疾病原因,需住院治疗的患儿。

衡量指标:母乳喂养率(%)。

$$母乳喂养率^{[5]}=住院新生儿当日喂养中有母乳喂养的人数/当日喂养总人数×100\%$$

四、活动计划拟订

活动计划拟订甘特图见图 5-1。

五、现况把握

NICU 住院新生儿的母乳喂养流程见图 5-2。调查 2020 年 2 月 16 日—3 月 21 日 NICU 住院新生儿 1795 人,其中母乳喂养 1005 人,母乳喂养率为 55.98%,未母乳喂养 790 人,提取有效问卷 243 份。针对未进行母乳喂养的原因收集结果,绘制改善前柏拉图(见图 5-3),结合"80/20"法则,本期活动的改善重点为:①母乳分泌不足;②母乳库捐奶不足。

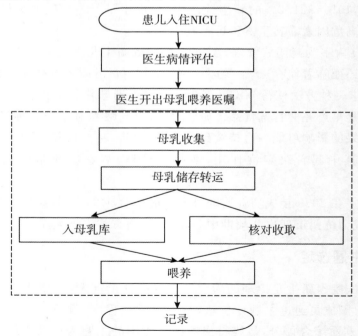

图 5-2　NICU 住院新生儿的母乳喂养流程图

What	When									Who	How	Where
主题	2020年2月	2020年3月	2020年4月	2020年5月	2020年6月	2020年7月	2020年8月	2020年9月		负责人	品管工具	实施地点
	1周2周3周4周	1周2周3周4周5周	1周2周3周4周	1周2周3周4周	1周2周3周4周	1周2周3周4周5周	1周2周3周4周	1周2周3周4周5周				
P 主题选定										许×	评价法、头脑风暴法	医生办公室
计划拟订										陶×	甘特图	医生办公室
现况把握										唐×	流程图、柏拉图	病房
目标设定										陈×	柱状图	医生办公室
解析										金×	鱼骨图、头脑风暴法	病房
对策拟定										邝×	评价法、头脑风暴法	医生办公室
D 实施与检讨										陈×	柱状图	病房
C 效果确认										郑×	柏拉图	病房
A 标准化										张×	流程图	医生办公室
检讨与改进										许×	头脑风暴法	医生办公室

注：…表示计划线；— 表示实施线

图 5-1　活动计划甘特图

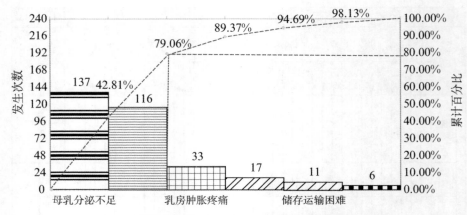

图 5-3　NICU 住院新生儿的母乳喂养率改善前柏拉图

六、目标设定

(一)目标值设定

目标值在 2020 年 9 月 30 日前,NICU 住院新生儿的母乳喂养率提高到 72.69%;改善幅度为 29.85%。

(二)设定理由

现况值:依现状把握收集资料所得现况值为 55.98%。

改善重点:依现状把握柏拉图分析结论为 79.06%。

圈能力:依主题选定中圈员对此主题进行评价,圈能力为 48%。

目标值＝现况值＋改善值

　　　　＝现况值＋(1－现况值)×改善重点×圈能力

　　＝55.98%＋(1－55.98%)×79.06%×48%

　　＝72.69%

改善幅度＝(目标值－现况值)/现况值

　　　　＝(72.69%－55.98%)/55.98%

　　　　＝29.85%

七、解 析

(一)原因分析

圈内小组成员集思广益,利用头脑风暴法,找出母乳分泌不足和母乳库捐奶不足的影响因素,得出如下原因分析鱼骨图(见图5-4 和图5-5)。

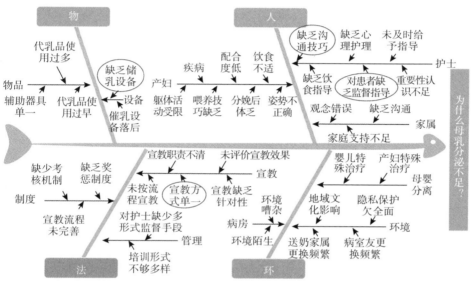

图 5-4 母乳分泌不足原因分析鱼骨图

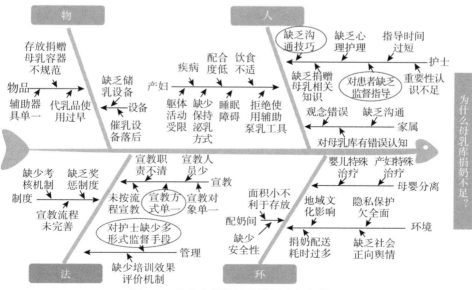

图 5-5 母乳库捐奶不足原因分析鱼骨图

(二)要因分析

圈员按照 1 分(不重要)、3 分(一般重要)、5 分(非常重要)进行评分,共有 10 人进行打分,最高总分为 50 分,依照"80/20"法则,视总分 40 分以上者为主要原因(见表 5-1 和表 5-2)。

表 5-1　母乳分泌不足要因评价表

编号	大原因	中原因	小原因	圈员										总分	选定
				许×	陶×	唐×	陈×	金×	邝×	陈×	郑×	张×	许×		
1	人	护士	缺乏沟通技巧	3	5	5	3	3	5	5	5	3	5	42	√
2			缺乏心理护理	1	3	3	3	3	3	3	3	3	3	28	
3			未及时给予指导	1	1	3	1	1	1	3	3	3	3	20	
4			缺乏饮食指导	3	1	5	1	1	1	5	3	3	3	26	
5			对患者缺乏监督指导	3	5	5	5	5	5	5	5	5	3	46	√
6			重要性认识不足	3	3	3	3	3	3	3	3	3	3	30	
7		家属	观念错误	1	3	3	3	3	3	3	3	3	1	26	
8			缺乏沟通	3	3	3	3	3	3	3	3	3	3	30	
9			家庭支持不足	3	3	1	3	3	3	3	3	3	3	28	
10		产妇	疾病	3	3	5	1	3	3	3	1	3	3	28	
11			配合度低	1	3	1	3	3	3	3	3	3	1	24	
12			饮食不适	1	3	1	3	1	3	3	3	3	3	24	
13			躯体活动受限	1	1	1	3	3	3	1	3	1	3	20	
14			喂养技巧缺乏	1	3	1	3	1	3	3	3	3	3	24	
15			分娩后体乏	3	1	3	1	3	3	3	3	3	1	22	
16			姿势不正确	5	1	1	3	1	3	3	3	3	1	24	
17	物	设备	缺乏储乳设备	5	5	5	3	3	3	3	5	5	5	44	
18			催乳设备落后	1	3	1	3	3	3	3	3	3	1	24	
19		物品	代乳品使用过多	1	1	1	1	3	3	3	1	3	3	20	
20			辅助器具单一	3	1	5	1	3	3	3	1	3	3	26	
21			代乳品使用过早	3	3	3	3	5	3	3	3	3	3	32	
22	法	制度	缺少考核机制	3	3	3	3	3	1	5	3	3	3	30	
23			缺乏奖惩制度	3	1	1	1	1	1	3	1	3	1	16	
24			宣教流程未完善	5	1	1	1	1	1	1	3	1	1	16	

续表

编号	大原因	中原因	小原因	许×	陶×	唐×	陈×	金×	邝×	陈×	郑×	张×	许×	总分	选定
25	法	宣教	宣教职责不清	3	3	5	3	1	1	1	1	1	1	20	
26			未评价宣教效果	1	3	3	1	5	3	5	3	1	1	26	
27			未按流程宣教	1	1	3	1	3	1	1	3	3	3	18	
28			宣教方式单一	5	5	5	3	3	5	5	5	5	5	46	✓
29			宣教缺乏针对性	5	3	1	1	3	1	1	5	1	1	22	
30		管理	对护士缺少多形式监督手段	3	3	5	3	3	5	5	5	5	5	42	✓
31			培训形式不够多样	1	2	2	3	1	3	3	2	2	2	21	
32	环	病房	环境嘈杂	1	1	3	3	3	3	1	3	1	1	20	
33			环境陌生	1	1	1	3	3	1	1	3	1	3	18	
34		母婴分离	婴儿特殊治疗	3	3	1	5	3	1	3	3	3	3	24	
35															
36			产妇特殊治疗	1	1	1	1	5	1	3	5	3	1	24	
37		环境	地域文化影响	1	1	1	1	1	1	1	3	1	1	14	
38			隐私保护欠全面	1	5	3	1	3	3	1	1	1	1	20	
39			送奶家属更换频繁	3	3	3	3	1	3	1	3	1	3	24	
			病室友更换频繁	3	3	3	3	3	1	5	3	3	3	30	

表 5-2　母乳库捐奶不足要因评价表

编号	大原因	中原因	小原因	许×	陶×	唐×	陈×	金×	邝×	陈×	郑×	张×	许×	总分	选定
1	人	护士	缺乏沟通技巧	3	5	5	3	3	5	5	5	3	5	42	✓
2			缺乏心理护理	1	3	3	1	3	3	3	3	3	3	28	
3			指导时间过短	1	1	3	1	1	1	3	3	3	3	20	
4			缺乏捐赠母乳相关知识	3	1	5	1	1	1	5	3	3	3	26	
5			对患者缺乏监督指导	3	5	5	5	5	3	5	5	5	5	46	✓
6			重要性认识不足	3	3	3	3	3	3	3	3	3	3	30	
7		家属	观念错误	1	3	3	3	3	3	3	3	1	3	26	
8			缺乏沟通	3	3	3	3	3	3	3	3	3	3	30	
9			对母乳库有错误认知	3	3	1	3	3	3	3	3	3	3	28	

续表

编号	大原因	中原因	小原因	圈员										总分	选定
				许×	陶×	唐×	陈×	金×	邝×	陈×	郑×	张×	许×		
10	人	产妇	疾病	3	3	5	1	3	3	3	1	3	3	28	
11			配合度低	1	3	1	1	3	3	3	3	3	3	24	
12			饮食不适	1	3	1	3	1	3	3	3	3	3	24	
13			躯体活动受限	1	1	1	3	3	3	3	1	1	3	20	
14			缺少保持泌乳方式	1	3	1	3	1	3	3	3	3	3	24	
15			睡眠障碍	3	1	1	1	3	3	3	3	3	1	22	
16			拒绝使用辅助泵乳工具	5	1	1	1	3	1	3	3	3	3	24	
17	物	设备	缺乏储乳设备	5	5	5	3	3	5	3	5	5	5	44	√
18			催乳设备落后	1	3	3	3	3	3	1	3	3	1	24	
19		物品	存放捐赠母乳容器不规范	1	1	3	1	1	1	3	3	3	3	20	
20			辅助器具单一	3	1	5	1	1	1	3	5	3	3	26	
21			代乳品使用过早	3	1	3	3	3	5	3	3	3	5	32	
22	法	制度	缺少考核机制	3	3	3	3	3	1	5	3	3	3	30	
23			缺乏奖惩制度	3	1	1	1	1	3	1	3	1	1	16	
24			宣教流程未完善	5	1	1	1	1	1	1	1	3	1	16	
25		宣教	宣教职责不清	3	3	5	3	1	1	1	1	1	1	20	
26			宣教人员少	1	3	1	3	5	3	3	3	1	3	26	
27			未按流程宣教	1	1	3	1	1	1	3	3	1	3	18	
28			宣教方式单一	5	5	5	3	5	3	5	5	5	5	46	√
29			宣教对象单一	5	3	1	1	1	1	3	1	3	3	22	
30		管理	对护士缺少多形式监督手段	3	3	3	3	3	3	5	5	5	5	38	
31			缺少培训效果评价机制	1	2	2	3	2	1	3	3	2	2	21	
32	环	配奶间	面积小不利于存放	1	1	3	3	3	3	3	1	1	1	20	
33			缺少安全性	1	1	1	1	1	1	1	3	3	3	18	
34		母婴分离	婴儿特殊治疗	3	3	1	5	1	1	1	3	3	3	24	
35			产妇特殊治疗	1	1	1	3	1	5	3	5	3	1	24	

续表

编号	大原因	中原因	小原因	圈员										总分	选定
				许×	陶×	唐×	陈×	金×	邝×	陈×	郑×	张×	许×		
36	环	环境	地域文化影响	1	1	1	1	1	1	1	1	3	3	14	
37			隐私保护欠全面	1	5	3	1	1	1	1	1	3	3	20	
38			捐奶配送耗时过多	3	3	3	3	1	1	1	3	3	3	24	
39			缺乏社会正面舆情	3	3	3	3	3	1	5	3	3	3	30	

（三）真因验证

针对我们圈选出的要因，圈员依据"三现"原则，通过查检表对要因进行查检，具体结果见要因查检表（见表 5-3），从真因验证柏拉图（见图 5-6）可以看出，根据"80/20"法则，本次活动的真因为：①宣教方式单一；②对患者缺乏监督指导；③缺乏储乳设备。

表 5-3　要因查检表

项目	次数	占比情况	累积百分比
宣教方式单一	11	39.29%	39.29%
对患者缺乏监督指导	8	28.57%	67.86%
缺乏储乳设备	4	14.29%	82.14%
缺乏沟通技巧	3	10.71%	92.86%
对护士监督力度不够	2	7.14%	100.00%
合计	28	100.00%	

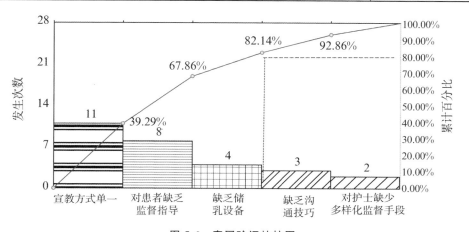

图 5-6　真因验证柏拉图

八、对策拟定

圈员按照 1 分(不重要)、3 分(一般重要)、5 分(非常重要)进行评分,共有 10 名圈员进行打分,最高总分为 150 分,根据"80/20"法则,判定总分 120 分以上者(见表 5-4),并将选定的对策整合成三个对策群组(见表 5-5)。

表 5-4 对策方案选定表

原因分析	对策方案	评价				选定	提案人	对策编号
		可行性	经济性	效益性	总分			
宣教方式单一	1. 重视母乳喂养门诊发展	40	42	46	128	√	许×	对策 1
	2. 医生共同参与母乳健康宣教	40	42	44	126	√	陶×	对策 2
	3. 发展网络新媒体宣教平台	44	38	40	122	√	唐×	对策 3
	4. 制作母乳喂养宣传手册	38	42	44	124	√	陈×	对策 4
	5. 开展视频宣教	38	40	42	120	√	金×	对策 5
对患者缺乏监督指导	6. 创建母乳喂养数据库	42	42	38	122	√	邝×	对策 6
	7. 建立多病区联动机制	40	46	48	134	√	陈×	对策 7
	8. 完善追踪随访机制	40	45	48	133	√	郑×	对策 8
	9. 制定母乳接收核查单	41	39	47	127	√	许×	对策 9
	10. 构建母乳喂养闭环管理体系	40	41	45	126	√	郑×	对策 10
	11. 加强早产儿袋鼠护理技术的开展	41	39	47	127	√	郑×	对策 11
	12. 实行多部门环形宣教效果评价机制	40	40	45	125	√	许×	对策 12
缺乏储乳设备	13. 提供必要冷链储奶物品	44	42	42	128	√	郑×	对策 13
	14. 增加母乳库储奶设备	44	42	46	132	√	张×	对策 14
	15. 统一使用一次性灭菌婴儿奶瓶储奶	42	42	46	130	√	许×	对策 15
	16. 为捐赠母乳家属免费提供储奶瓶	40	40	45	125	√	郑×	对策 16

表 5-5　对策整合汇总表

对策群组编号	对策编号	对策名称	负责人	实施日期	实施地点
对策一	对策 1/2/3/4/5	采用多形式宣教	郑×	4月18日— 5月16日	NICU、产科
对策二	对策 6/7/8/9/10/11/12	完善数据统计方式， 完善检查表， 定期回顾分析	张×	5月17日— 6月20日	NICU、产科
对策三	对策 13/14/15/16	完善储奶设备	许×	6月21日— 7月25日	NICU、产科

九、对策实施

(一)对策群组一:采用多形式宣教

1.加强医院母乳喂养门诊发展,增加门诊时间,护理部制定《母乳喂养咨询门诊管理制度》,为患儿家属提供母乳喂养的专业的、长期的、个性化的指导。

2.医生参与母乳宣教,在入院病情谈话与日常解疑病情时,适当对家属进行母乳喂养知识的宣教,强调母乳喂养对患儿的重要性,签署早产儿捐奶知情同意书。

3.在杭州市妇产科医院微信公众号、短视频平台、杭州市卫生健康委网络平台"健康杭州"等新媒体上不定期推送母乳喂养的知识文章与视频。

4.科室制作母乳喂养宣教手册,入院时发放给可以母乳喂养的家属。

5.制作母乳喂养视频,在医院显示屏宣传播放。

该对策群组实施后,收集期间数据,母乳喂养率由 55.98% 提高到 68.12%。

(二)对策群组二:完善数据统计,完善查检表,定期回顾分析

1.与信息科沟通,增加后台数据整理系统,实时把握母乳喂养次数及状况,方便及时对数据进行分析,追踪喂养情况。

2.建立产房、产科、LDR、NICU多位一体联动机制,各病区根据数据反馈,实时调整优化各自病区的母乳喂养相关工作。

3.根据母乳闭环系统查询出的未进行母乳喂养的床位信息,责任组长会电联了解未送母乳的原因,及时倾听家属对母乳喂养工作的需求,进行答疑解难。

4.在《NICU 健康宣教手册》内编制奶液核查单,对每人次家属送母乳情

况进行核查登记。

5.建立奶液闭环管理,从母乳喂养宣教到执行母乳喂养呈环状检查,完成母乳喂养相关流程的监督。

6.扩展早产儿袋鼠护理的胎龄范围及病情程度,增加护理操作专员。

7.对孕妇宣教建立闭环管理,从母乳喂养宣教到执行母乳喂养呈环状检查,完成母乳喂养相关流程的监督,在门诊就诊—产前入科—入产房—手术室—产妇回产科—母婴分离—出院随访—产后门诊,各阶段的母乳喂养相关工作内容采取"上行下检"效果评价。

该对策群组实施后,收集期间数据,母乳喂养率由 68.12% 提高到 70.10%。

(三) 对策群组三:完善储奶设备

1.产科病房在 NICU 非送奶时间段准备必要的储奶用品,规范保存母乳,确保母乳的新鲜度和质量。

2.扩大配奶间面积,增加专业储奶冰箱,并冷链监督储奶冰箱运转情况。

3.统一使用一次性灭菌婴儿奶瓶储存母乳,避免储奶袋破损、封口松动导致奶液污染与流失的发生。

4.为捐赠母乳家属免费提供储奶奶瓶。

该对策群组实施后,收集期间数据,母乳喂养率由 70.10% 提高到 75.26%。

十、效果确认

(一)有形成果

1.改善后调查住院新生儿 1811 人,母乳喂养 1363 人,未母乳喂养 448 人,提取有效问卷 192 份,母乳喂养率为 75.26%,目标达成,改善后柏拉图见图 5-7。

$$目标达成率=(改善后-改善前)/(目标值-改善前)×100\%$$
$$=(75.26\%-55.98\%)/(72.69\%-55.98\%)×100\%$$
$$=115.38\%$$

$$进步率=(改善后-改善前)/改善前×100\%$$
$$=(75.26\%-55.98\%)/55.98\%×100\%$$
$$=34.44\%$$

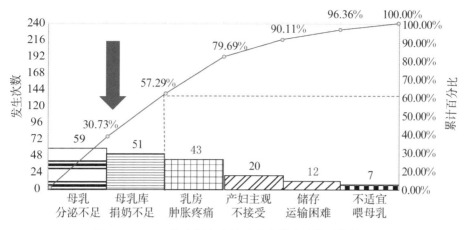

图 5-7　NICU 住院新生儿的母乳喂养率改善后柏拉图

2．建成母乳闭环 PDA 管理系统。

3．极低出生体重儿（very low birth weight，VLBW）宫外生长发育迟缓（extrauterine growth restriction，EUGR）的发生率从 33.3％ 下降至 16.7％。

4．母乳库捐赠母乳总量从 2019 年的 15 万毫升增加至 2020 年的 29 万毫升。

5．NICU 接收母乳库学习进修生四名。

6．在《中国妇幼保健》医学杂志发表相关论文两篇。

(二)无形成果

经过本次品管圈活动，圈员从解决问题能力、个人素质修养、沟通协调能力、责任心、自信心、团队合作能力、品管手法掌握程度、积极性等八个方面都得到了提高。

十一、标准化

活动后将有效对策写入《母乳库工作制度》《新生儿科配奶管理制度》《母乳库用奶及管理制度》等标准化文书中，并优化《NICU 住院新生儿的母乳喂养流程》（见图 5-8），指导后续新生儿母乳喂养相关工作。

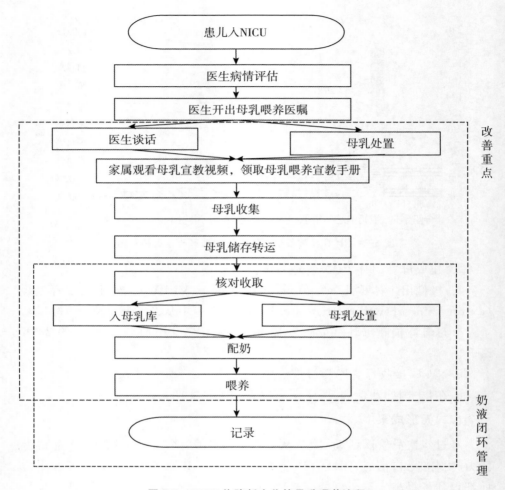

图 5-8　NICU 住院新生儿的母乳喂养流程

十二、检讨与改进

回顾本期品管圈活动,各圈员工作积极性、合作能力、个人潜能、沟通技巧、凝聚力等都有了很大提升。通过小组讨论分析,明确问题,分析问题产生的原因,并根据原因制定针对性措施,以解决问题,母乳喂养率进步率达34.44%,成功超越目标值。但由于本期活动为跨科室多部门联合协作,对策涉及面较广,所以在对策实施阶段,各圈员无法进行高效沟通,工作计划与安排基本由负责人传达及追踪,圈员间缺少交流,影响了活动开展的时效性。此后,在院内大力深化推进品管圈等持续质量改进项目时,应鼓励全院参与学习,提升整体持续质量改进手法的学习及运用,运用互联网进行学习和交流,同时开展线上、线下品管圈活动,促使今后的持续质量改进项目开展工作得以进一步提升。

参考文献

[1] Chidambaram AG,Manjula S,Adhisivam B,et al. Effect of Kangaroo mother care in reducing pain due to heel prick among preterm neonates: a crossover trial[J]. J Matern Fetal Neonatal Med,2014,27(5): 488-490.

[2] 陶洋,杨静,谷玉秀.品管圈对住院足月分娩孕妇母乳喂养认知程度喂养技巧及新生儿纯母乳喂养率的影响[J]. 山西医药杂志,2017,46(7): 841-844.

[3] 李慧珠,任义梅,孙茂梅.以家庭为中心的 NICU 早产儿出院指导对早产儿家庭护理的影响[J]. 实用临床医药杂志,2017,21(2):117-121.

[4] 裴景君,唐军.母乳营养成分与早产儿脑发育的研究进展[J]. 中国当代儿科杂志,2019,21(6):607-612.

[5] 张玉侠.实用新生儿护理学[M]. 北京:人民卫生出版社,2015.

本案例由杭州市妇产科医院提供。
主要团队成员:张春宇、许欢、陶燕萍、唐益娟、陈静、金筱思、邝彩虹、陈红、
郑芳、张英、许挪威

案例六

提高超声留图规范率

一、团队概况

CQI 于 2018 年 10 月 15 日成立,由圈长、辅导员及圈员共 12 人组成,平均工作年资为 12 年。该团队旨在超声质量控制与管理方面作持续改进。此期通过分析超声留图规范率低的原因,针对真因采取改进措施,以提高医生仪器使用及参数调节的熟练度,加强医生规范留图的意识,提高超声留图的规范率。

二、选题背景

国家颁布实施的《电子病历基本规范(试行)2010 版》第 19 条规定,患者诊疗活动中产生的非文字资料(CT、磁共振、超声等医学影像信息,心电图、录音、录像等)应当纳入电子病历系统管理,应确保随时借阅、内容完整。浙江省超声医学质量控制中心要求,超声检查严格按照超声医学规范指南进行,并指出各脏器标准切面及留图。宁波市超声质控中心则规定,每年质控检查都会抽查近期 20 例病例,查看图像质量及存储是否符合规范。

将超声检查过程中所见的影像规范留存,在发生医疗纠纷时可以作为重要的证据,做到有据可依。同时也有相关文献查证规范留图的价值[1-2]。

因此,严格执行国家颁布实施的规范和省市质控标准,认真落实规范超声留图,提高超声留图规范率,有助于提升医院超声质量控制与管理,可减少医疗纠纷,有助于疾病诊治及提高专科业务水平和技能。

三、主题选定

圈员们开展头脑风暴进行讨论,就医院超声质量现状列出诸多问题,通过主题评价法,从上级政策、重要性、迫切性、可行性四个方面进行评价,将得分最高的主题确定为本次活动的主题——提高超声留图规范率。

超声留图规范是指超声图片留存应按照浙江省超声医学规范去执行，要求各脏器检查切面标准、有明确的体位标志、图像质量清晰、存储图像完整，符合标准要求。

通过主题类型判定表，得出本期的活动主题类型为问题解决型。

衡量指标：超声留图规范率是指同期内查检超声留图规范例数占查检超声留图总例数的比例。

计算方法：

$$超声留图规范率（\%）=查检超声留图规范例数/查检超声留图总例数\times100\%$$

四、活动计划拟订

圈员们拟订了活动计划，并绘制了甘特图（见图6-1）。

五、现况把握

1.圈员们根据主题设定，回顾超声检查留图流程并制成流程图（见图6-2）。

2.应用查检表随机回顾抽取2020年1月1日—6月14日期间各检查医生每月10份共620例超声留图进行查检，对检查发现的不规范留图数据进行分类统计整理，发现留图不规范的有202例，其中体标错误或无体标的有72例、切面不标准的有68例、留图不齐全的有65例、测量不标准的有8例、图像模糊的有5例、其他有4例（详见表6-1），并进行柏拉图分析，得出导致超声留图不规范的最主要问题为体标错误或无体标、切面不标准、留图不齐全（见图6-3）。

What			When																								Who	Where	How
步骤			6月				7月				8月				9月				10月				11月				负责人	地点	品管工具
			1周	2周	3周	4周	1周	2周	3周	4周	1周	2周	3周	4周	1周	2周	3周	4周	1周	2周	3周	4周	1周	2周	3周	4周			
1	主题选定	计划	- - →																								孙×	大办公室	头脑风暴、小组讨论
		实际	——→																										
2	拟订计划	计划		- - →																							沈× 周×	大办公室	小组讨论、甘特图
		实际		——→																									
3	现状把握	计划			- - →	- - →																					龙×	大办公室	查检表、流程图、柏拉图
		实际			——→	——→																							
4	目标设定	计划					- - →																				杨×	大办公室	柱状图
		实际					——→																						
5	原因分析	计划						- - →	- - →																		全组	大办公室、诊室	头脑风暴、鱼骨图、柏拉图
		实际						——→	——→																				
6	对策拟定	计划																									郁×	大办公室	头脑风暴、小组讨论
		实际								——→																			
7	对策实施	计划									- - →	- - →	- - →	- - →	- - →	- - →	- - →	- - →	- - →	- - →							叶× 陈×	大办公室、诊室	小组讨论
		实际									——→	——→	——→	——→	——→	——→	——→	——→	——→	——→									
8	效果确认	计划																			- - →	- - →	- - →				周×	大办公室、诊室	柏拉图、雷达图
		实际																			——→	——→	——→	——→	——→	——→			
9	标准化	计划																						- - →			吕×	大办公室	
		实际																											
10	检讨与改进	计划																							- - →	- - →	全组	大办公室	小组讨论
		实际																											

- - - - → 计划　　——→ 实施

图6-1 活动计划甘特图

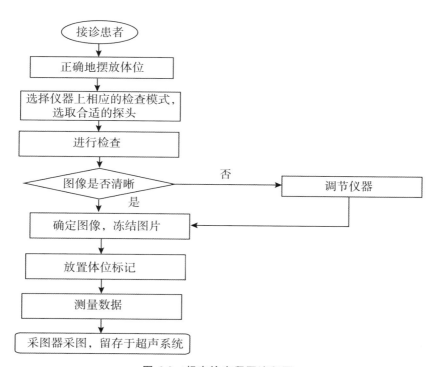

图 6-2 超声检查留图流程图

表 6-1 超声留图不规范查检统计表

查检项目	体标错误或无体标	切面不标准	留图不齐全	测量不标准	图像模糊	其他
不规范留图例数	72	68	65	8	5	4
不规范率	32.4%	30.6%	29.3%	3.6%	2.3%	1.8%
累计百分比	32.4%	63.0%	92.3%	95.9%	98.2%	100.0%

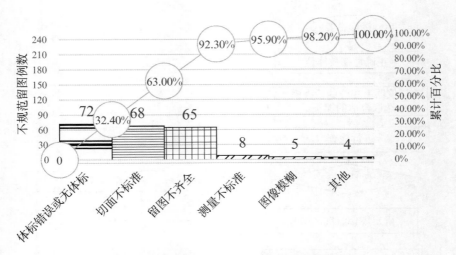

图 6-3　改善前超声留图不规范的原因柏拉图

六、目标设定

(一)圈能力评估

通过对圈员工作年资、学历、主题改善能力三方面进行圈能力评估(分别占比 30％、30％、40％),最后计算得出圈能力为 81.2％。

(二)目标值设定

提高超声留图规范率,由改善前的 64.19％提高至 91.03％。

设定理由:

改善重点为 92.30％。

目标值＝现况值＋改善值

　　　　＝现状值＋(1－现况值)×圈能力×改善重点

　　　　＝64.19％.＋(1－64.19％)×81.2％×92.3％

　　　　＝91.03％

七、解　析

(一)原因分析

圈员们利用头脑风暴法,从人、机、料、法、环四个方面对改善的重点——体标错误或无体标、切面不标准、留图不齐全分别进行原因分析,制作因果图(见图 6-4 至图 6-6)。

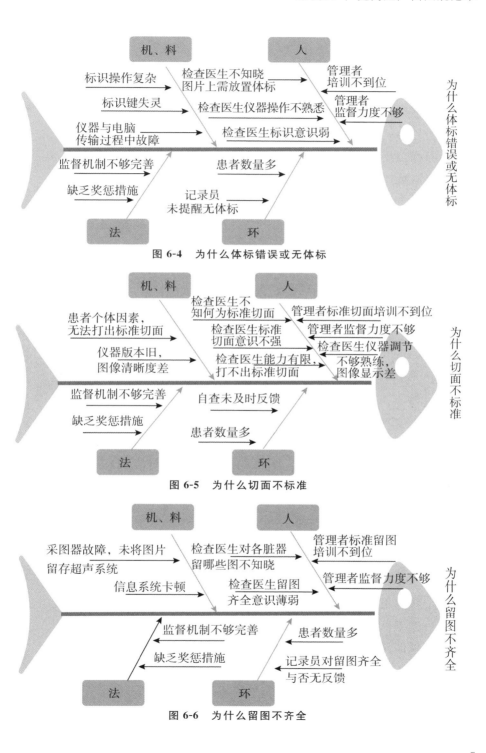

图 6-4 为什么体标错误或无体标

图 6-5 为什么切面不标准

图 6-6 为什么留图不齐全

(二)要因分析

每个圈员根据临床经验、文献学习,按照重要程度对每个小原因进行评价打分,排名靠前的即为要因。

1."体标错误或无体标"的要因(见表 6-2)

(1)检查医生规范放置体标意识薄弱。

(2)标识操作复杂。

(3)监督机制不够完善。

(4)患者数量多。

(5)记录员未提醒无体标。

表 6-2 "体标错误或无体标"要因评价表

问题环节		原因	徐×	孙×	郁×	叶×	龙×	吕×	杨×	周×	沈×	陈×	周×	合计	
体标错误或无体标	人	检查医生不知晓图片上需放置体标	2	3	2	2	2	2	3	2	2	3	3	26	
		检查医生规范放置体标意识薄弱	4	5	5	5	5	5	5	5	5	5	4	53	√
		检查医生仪器操作不熟悉	3	2	3	2	3	2	3	3	3	3	3	30	
		管理者培训不到位	2	3	4	3	4	3	3	3	3	3	3	34	
		管理者监督力度不够	2	3	2	1	2	2	1	2	1	3	3	22	
	机、料	标识操作复杂	5	4	5	5	5	5	5	5	5	4	4	52	√
		标识键失灵	2	2	2	1	2	1	1	2	2	2	2	19	
		仪器与电脑传输过程故障	2	2	2	2	3	2	1	2	2	2	1	21	
	法	缺乏奖惩措施	3	4	4	4	4	3	3	3	3	4	4	39	
		监督机制不够完善	5	4	4	4	4	4	4	4	4	4	4	45	√
	环	患者数量多	4	5	4	5	5	5	4	5	4	4	3	48	√
		记录员未提醒无体标	4	4	4	4	4	4	4	4	4	4	4	44	√

2."切面不标准"的要因(见表 6-3)

(1)检查医生不知晓何为标准切面。

(2)仪器调节不够熟练,图像显示差。

(3)管理者标准切面培训不到位。

(4)患者个体因素无法打出标准切面。

(5)患者数量多。

表 6-3 "切面不标准"的要因评价表

问题	环节	原因	徐×	孙×	郁×	叶×	龙×	吕×	杨×	周×	沈×	陈×	周×	合计	
切面不标准	人	检查医生不知晓何为标准切面	5	5	4	4	5	5	5	5	4	5	4	51	√
		检查医生标准切面意识不强	3	2	3	3	2	2	2	3	3	3	3	29	
		检查医生能力有限，打不出标准切面	3	4	4	3	3	4	4	4	3	4	4	40	
		仪器调节不够熟练，图像显示差	5	4	5	5	4	5	5	5	5	3	5	51	√
		管理者标准切面培训不到位	5	5	4	4	5	5	5	5	5	5	4	52	√
		管理者监督力度不够	2	3	3	3	2	3	3	2	2	2	3	28	
	机、料	患者个体因素无法打出标准切面	4	4	4	4	5	4	4	4	4	4	4	45	√
		仪器版本旧，图像清晰度差	4	3	3	4	3	3	3	3	4	3	3	36	
	法	缺乏奖惩措施	4	3	4	4	5	3	4	3	4	4	4	42	
		监督机制不够完善	3	4	3	4	4	4	3	4	3	4	4	40	
	环	患者数量多	4	5	5	5	5	5	5	5	5	5	4	53	√
		自查未反馈到个人	4	4	4	4	4	4	3	4	4	4	3	42	

3."留图不齐全"的要因（见表 6-4）

（1）检查医生对留哪些图不知晓。

（2）检查医生留图齐全意识薄弱。

（3）采图器故障，图片未留存于电脑。

（4）监督机制不够完善。

（5）患者数量多。

表 6-4 "留图不齐全"的要因评价表

问题环节		原因	徐×	孙×	郁×	叶×	龙×	吕×	杨×	周×	沈×	陈×	周×	合计	
留图不齐全	人	检查医生对留哪些图不知晓	5	5	4	4	5	5	5	5	4	5	4	51	√
		检查医生留图齐全意识薄弱	5	4	4	5	4	5	5	5	5	5	4	52	√
		管理者标准留图培训不到位	3	4	4	3	3	4	4	4	3	4	5	41	
		管理者监督力度不够	2	3	3	3	2	3	3	2	2	2	3	28	
	机、料	采图器故障,图片未留存于电脑	4	4	4	4	5	4	4	4	4	4	3	44	√
		电脑系统卡顿	4	3	4	3	4	3	3	3	4	3	4	37	
	法	监督机制不够完善	5	4	4	4	4	4	4	4	4	4	4	45	√
		缺乏奖惩措施	4	4	4	4	4	4	4	4	4	4	2	42	
	环	患者数量多	4	5	5	5	5	5	5	5	5	5	4	53	√
		记录员对留图齐全无反馈	4	3	4	4	3	4	4	4	3	4	3	39	

(三)真因验证

应用验证表对 7 月 20—26 日的每位医生超声留图不规范情况进行统计分析(见表 6-5 至表 6-7),并绘制柏拉图验证真正原因(见图 6-7 至图 6-9)。

表 6-5 72 例体标错误或无体标真因调查统计表

要因	例数	百分比	累计百分比
标识意识弱	36	50.00%	50.00%
监督机制不够完善	20	27.78%	77.78%
患者数量多	8	11.11%	88.89%
标识操作复杂	5	6.94%	95.83%
记录员未提醒	3	4.17%	100.00%
合计	72	100.00%	100.00%

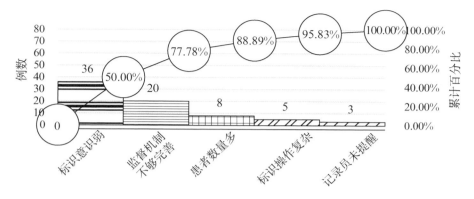

图 6-7　体标错误或无体标的真因验证柏拉图

根据"80/20"法则,得出体标错误或无体标的真因:标识意识弱、监督机制不够完善。

表 6-6　68 例切面不标准真因调查统计表

要因	例数	百分比	累计百分比
标准切面培训不到位	25	36.76%	36.76%
患者数量多	16	23.53%	60.29%
仪器调节不够熟悉,图像显示差	13	19.11%	79.40%
患者因素,无法打出标准切面	8	11.76%	91.16%
不知何为标准切面	6	8.84%	100.00%
合计	68	100.00%	100.00%

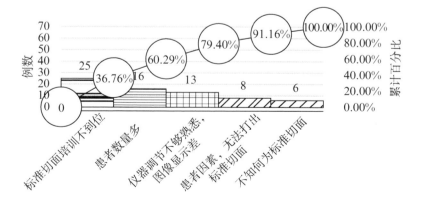

图 6-8　切面不标准真因验证柏拉图

同理,得出切面不标准的真因:标准切面培训不到位、患者数量多、仪器调节不够熟练。

表 6-7 65 例留图不齐全真因调查统计表

要因	例数	百分比	累计百分比
对脏器留哪些图不知晓	22	33.85%	33.85%
留图齐全意识薄弱	16	24.62%	58.47%
监督机制不够完善	14	21.54%	80.01%
采图器故障	8	12.31%	92.32%
患者数量多	5	7.68%	100.00%
合计	65	100.00%	100.00%

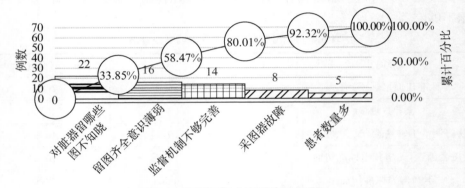

图 6-9 切面不标准真因验证柏拉图

留图不齐全的真因:对脏器留哪些图不知晓、留图齐全意识薄弱、监督机制不够完善。

八、对策拟定

全体圈员群策群力,针对上述八个真因经过头脑风暴提出多个对策,采用对策拟定评分表,根据评价指标(可行性、经济性、圈能力)和评价等级(优,5 分;可,3 分;差,1 分)对所有对策进行打分,根据"80/20"法则,选择合适方案。本组圈员共 11 人,每一对策总分 165 分,132 分以上为可实行对策,再经过筛选合并整合,最后得到三大对策(详见表 6-8):①仪器使用及相关参数调节培训;②学习各脏器标准留图,上机操作练习;③加强监管,完善机制。

表6-8 对策评价表

What 因素	Why 真因	How 对策拟定	对策评价 可行性	经济性	组能力	得分	采纳	对策群	Who 负责人	When 实施时间	Where 地点
体标错误或无体标	1.标识意识弱	提高医生标识意识，加强监管	45	45	45	135	√	对策三	叶×	9.21-10.18	大办公室
		打字员阅图提醒	29	41	35	105					
	2.监督机制不够完善	加强监管，完善机制	49	45	45	139	√	对策三	叶×	9.21-10.18	大办公室
		对体标不正确病例进行内部曝光	35	41	41	117					
切面不标准	1.标准切面培训不到位	理论学习各脏器切面标准要求	49	49	51	149	√	对策二	龙×	8.24-9.20	大办公室
		上机标准切面操作练习	49	51	55	155	√	对策二	龙×	8.24-9.20	诊室
	2.患者数量多	增加人员	29	23	37	89					
		限制工作量，实行限量预约制	21	21	35	77					
	3.仪器调节不够熟练，图像显示差	仪器使用及相关参数调节培训	45	47	51	143	√	对策一	孙×	8.03-8.23	大办公室,诊室
留图不齐全	1.对脏器留哪些图不知晓	学习各脏器完整留图	51	53	49	153	√	对策二	龙×	8.24-9.20	大办公室
	2.留图齐全意识薄弱	提高意识，加强监管	43	51	49	143	√	对策三	叶×	9.21-10.18	大办公室
		学习相关医疗纠纷案例	37	37	41	115					
	3.监督机制不够完善	完善监管，奖惩明确	41	49	45	135	√	对策三	叶×	9.21-10.18	大办公室

九、对策实施

(一)对策一:加强仪器使用及相关参数调节培训

1.对超声仪器使用及参数调节进行理论知识学习。

2.将超声仪器使用及调节作为本科新职工岗前必要培训,考核合格后方可独立上岗。

3.各位医生自我熟悉本科室现有超声仪器。

通过对策实施,并对每位医生进行超声仪器操作考核,考核结果与年终考核挂钩,超声留图规范率较改善前上升了4.78%。

(二)对策二:学习各脏器标准留图,上机操作练习

1.组织一次相关业务学习,解析宁波市各脏器标准留图要求。

2.安排一对一上机操作指导。

通过对策实施,分组进行一对一上机操作指导并考核,超声留图规范率较之前又上升了3.80%。

(三)对策三:加强监管,完善机制

1.制定详细的查图评分标准。

2.每月专人负责抽查,及时反馈检查结果。

3.针对具体原因进行总结,并提出改进措施。

通过对策实施,制定了《超声科影像报告质量控制抽查细则》,将每月留图自查常规化,超声留图规范率较之前又上升了3.00%。

十、效果确认

(一)改善后数据收集分析

1.应用查检表在2020年10月19日—11月5日随机调查各检查医生共计620例超声留图,规范留图527例,发现留图规范率提升到85.00%。

2.改善后留图规范率未达到目标值,因此对改善后数据再次分析(见表6-9),并制成柏拉图(见图6-10),得出改善重点为产科超声留图。

3.再次进行对策实施与改进,对产科规范留图进行针对性学习,修订适合本科室的NT及中孕产科完整留图要求;对产科标准切面进行再次业务学习并安排一对一上机操作指导。

表 6-9　2020 年 10 月 19 日—11 月 5 日超声留图不规范分布表

问题 ＼ 部位	不规范例数					合计
	产科	腹部	腔内	浅表	其他	
体标错误或无体标	16	4	6	0	1	27
留图不齐全	22	2	0	0	0	24
切面不标准	17	2	1	0	0	20
测量不标准	12	2	1	0	0	15
图像模糊	3	1	1	2	0	7
合计	70	11	9	2	1	93

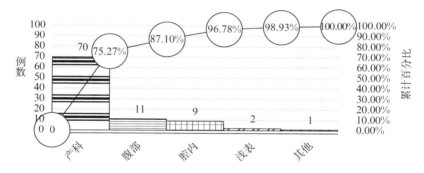

图 6-10　2020 年 10 月 19 日至 11 月 5 日超声留图不规范柏拉图

通过对策实施,超声留图规范率较之前又上升了 8.00％。

(二)有形成果

1. 改善后情况

应用查检表在 2020 年 12 月 25 日至 2021 年 1 月 15 日期间随机调查各检查医生共计 620 例超声留图,发现留图规范率为 92.30％,较改善前的 64.19％提高,目标达成。

2. 目标达标率

目标达标率＝(改善后数据－改善前数据)/(目标值－改善前数据)
$\qquad$ ×100％
$\qquad$ ＝(92.30％－64.19％)/(91.03％－64.19％)×100％
$\qquad$ ＝104.73％

3.进步率＝(改善后数据－改善前数据)/改善前数据×100%

$$＝(92.30\%－64.19\%)/64.19\%×100\%$$

$$＝43.79\%$$

(三)无形成果

通过本次活动,圈员们和谐程度、积极性、责任感、沟通配合、自信心、凝聚力、解决问题能力等八个方面都比活动前提高了很多。

十一、标准化

活动过程中,修订了《超声科培训学习、考核奖惩制度》,制定了《超声科影像报告质量控制抽查细则》《妇科产科超声检查规范考核细则》并执行。

十二、检讨与改进

本期品管圈活动经圈员们共同努力,已达到起初设定的目标值,但也发现部分圈员对质量管理工具的运用欠灵活。今后,大家仍需共同努力,积极主动参与管理,严格落实已形成的标准并持续改善。由于平时超声检查工作量大,所以目前仍有留图不规范的情况。对残留问题拟订改进措施,增加超声开放台数,控制每台检查人次,提高留图规范率(目前在外规培的超声医生有4人,等其加入后,可缓解人员紧张问题)。

参考文献

[1] 王丰,张浩.临床对二维超声图像质量的评价[J].中国超声医学,2001,17(2):151-153.

[2] 朱晨,任芸芸,严英榴,等.超声标准平面诊断胎儿半椎体的临床价值[J].复旦学报(医学版),2015,42(5):623-627.

本案例由慈溪市妇幼保健院提供。

主要团队成员:余利君、沈俊君、徐立江、孙红丹、郁苗妙、叶彩云、龙民云、吕格格、杨琼、陈巧蓉、周欣铅、周利明

案例七

降低妊娠剧吐患者臀部肌注硬结发生率

一、团队概况

常青藤圈成立于 2018 年,由妇科护士、妇科医生、中医师、中药师共 12 人组成,多学科紧密协作,致力于医疗护理质量安全管理及品质持续改进。

二、选题背景

孕妇在妊娠早期容易出现频繁的恶心、呕吐,导致不能进食,继发营养不良、电解质及脂肪代谢紊乱、酸碱失衡、酮症酸中毒等[1]。根据目前的诊疗指南,以静脉补液、补充多种维生素尤其 B 族维生素、纠正脱水和电解质紊乱等支持治疗为主,而使用维生素 B_1 针联合异丙嗪针肌肉注射是治疗妊娠剧吐的最主要肌注方案[2]。肌肉注射(简称肌注)是临床应用最广泛、最频繁的治疗手段之一,对疾病治疗很重要,但在治疗过程中,受各种因素影响可能产生硬结。报道显示,在肌注各类并发症中,硬结发生率居第 2 位,这对治疗安全性和有效性产生影响,更会使患者和家属产生畏惧心理以及对医疗护理工作的不满和不信任感,严重影响患者对医疗护理的满意度以及依从性[3]。据报道,不同药物会导致不同程度的肌注硬结发生,发生率在 16.5%～78.13%[4-6]。近 3 年,我院妇科肌注次数达 8000 余次/年,其中妊娠剧吐患者肌注次数达 2000 余次/年,妊娠剧吐患者肌注硬结发生率为 25%～28%。

有关研究表明,肌注硬结发生是由多方面因素造成的[7]。例如在肌注过程中,护士的注射手法、药物因素、患者的自身情况等都可能产生硬结,中医理论认为,肌注后静脉运行受阻、气滞血瘀、血性受阻,久而久之形成血瘀和硬结。长期卧床者、相对肥胖者及偏瘦者在肌注后产生硬结的风险较高。妊娠剧吐患者由于频繁恶心、呕吐、精神疲软,导致营养不足、卧床时间较多、活动减少,且单日肌注次数较多,药物难以吸收,容易形成肌注硬结。为降低肌注硬结发生率,各学者研究了多种预防肌注硬结的措施,包括避免药物因素的影响、减少人为操作的影响、改善患者个体状况等。近年来,随着对肌注后局部硬结产生机制的研究深入,人们探索出了许多新的防治措施,尤其在中药外敷领域创新性地研发了许多操作简单、疗效突出、毒副作用小的防治方法[8-11]。由于在硬结预防措施、治疗方法等领域仍限于临床试验及个案报道,更鲜少有使用中西医结合方案来预防肌注硬结发生的报道。对于预防肌注硬结,缺乏统一的防治路径与治疗指南[3]。因此,采取有效安全的医疗及护理干预措施在改善妊娠剧吐患者臀部肌注硬结发生率中具有重要的意义,很有必要运用持续质量改进方法降低妊娠剧吐患者臀部肌注硬结发生率,对肌注硬结的深入研究将具有广阔的前景和临床价值。

三、主题选定

全体圈员经过头脑风暴共选出 6 个主题,采用"5、3、1"三段式评价法选出评价项目,圈选出的评价项目结合主题,通过二次打分,最终确定本次活动的主题为"降低妊娠剧吐患者臀部肌注硬结发生率"。

通过主题类型判定表,得出本期的活动主题类型为问题解决型。

衡量指标:肌注硬结发生率是指肌肉硬结的发生次数占同期内查检肌注总次数的比例。

计算方法:

$$肌注硬结的发生率(\%)=单位时间内肌注硬结的发生次数/同一单位时间内肌注总次数×100\%$$

四、活动计划拟订

圈员绘制了活动计划甘特图(详见图 7-1)。

品管循环	Why	What	When																										Who	How	Where
	目的	活动项目	2020年5—10月																										责任分配	品管工具方法	地点
			2020年5月					2020年6月				2020年7月				2020年8月					2020年9月				2020年10月						
			1周	2周	3周	4周	5周	1周	2周	3周	4周	1周	2周	3周	4周	1周	2周	3周	4周	5周	1周	2周	3周	4周	1周	2周	3周	4周			
P	决定主题	组圈	…—																										徐×	L形矩阵图	示教室
		主题选定		…—																									徐× 陈×	L形矩阵图 文献查证	示教室
	决定活动日程与任务	活动计划拟订			…—	…—																							杨×	小组讨论，甘特图	示教室
	调查事实 决定目标	现况把握（数据收集）				…—	…—																						陈× 杨×	流程图，柏拉图，查检表	示教室
		目标设定							…—																				张×	文献查找，公式计算	示教室
	找出原因	解析								…—																			徐×	鱼骨图，小组讨论	示教室
	决定怎么办	对策拟定									…—	…—																	陈×，杨× 陈×	评价法，文献查证	示教室
D	决定怎么做	对策实施与检讨											…—	…—	…—	…—	…—	…—	…—	…—	…—	…—	…—	…—					徐×，董× 蔡×	小组讨论，查检表	示教室
C	确认效果	确认效果																					…—	…—	…—	…—			董× 徐×	推移图，雷达图	示教室
A	再发防止 追踪	标准化																								…—			张× 徐×	流程图	示教室
		检讨与改进																									…—		杨× 徐×	小组讨论	示教室
		资料整理、成果报告																										…—	徐×	小组讨论，PTT应用	示教室

集体讨论缩短1周

数据不足延长1周

注：…表示计划线；—表示实施线

图7-1 活动计划甘特图

五、现况把握

1. 圈员们经过文献查证及激烈的头脑风暴,结合妇科病区临床实际,回顾了患者臀部肌注流程并制成流程图(见图7-2)。

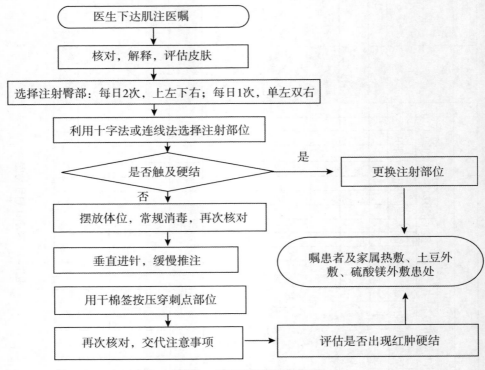

图 7-2　患者臀部肌注流程图

2. 圈员们汲取上期品管经验,明确妊娠剧吐患者臀部肌注硬结的调查对象,统一肌注硬结判定标准,固定查检表记录人员,统一查检记录人员的查检方法,制订了肌注硬结原因查检表。应用查检表对2020年5月24日—6月13日妊娠剧吐患者臀部肌注硬结发生的原因及例数进行查检,查检肌肉注射145次,其中发生肌注硬结41例,肌注硬结发生率为28.28%,原因主要有肌肉注射不规范等6个方面(详见表7-1)。通过制作改善前柏拉图,按"80/20"法则确定本期活动改善重点为肌肉注射不规范、患者及家属依从性差(见图7-3)。

表 7-1 肌注硬结原因汇总表

原因	发生次数	百分比	累计百分比	
肌注不规范	35	42.68%	42.68%	☆
患者及家属依从性差	30	36.58%	79.27%	
健康宣教不到位	7	8.54%	87.80%	☆
缺乏用药后观察	5	6.10%	93.90%	
材料因素	3	3.66%	97.56%	
其他	2	2.44%	100%	
合计	82	100%	—	

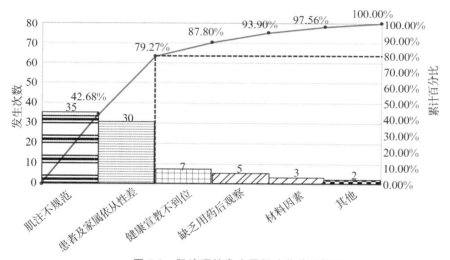

图 7-3 肌注硬结发生原因改善前柏拉图

六、目标设定

1. 圈能力评估:通过圈员能力评估表,得出圈能力值为84.5%。

2. 目标值设定:降低妊娠剧吐患者臀部肌肉硬结发生率,由改善前的28.28%降低至9.34%。

设定理由:

改善重点为79.27%。

目标值=现况值-(现况值×改善重点×圈能力)

　　　　=28.28%-(28.28%×79.27%×84.50%)

　　　　=9.34%

七、解 析

(一)原因分析

圈员们通过头脑风暴,找出肌肉注射不规范、患者及家属依从性差的影响因素,得出如下因果图,依据文献资料、头脑风暴、上期品管圈经验并结合临床工作经验得出重要原因(详见图7-4和图7-5)。

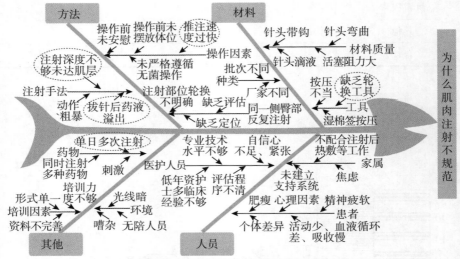

图7-4 影响肌肉注射不规范的因素

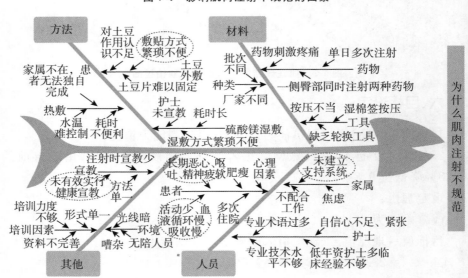

注: ⌇⌇⌇ 为重要原因。

图7-5 患者及家属依从性差的影响因素

(二)真因验证

圈员们通过查检表分别进行统计分析(详见表 7-2 和表7-3),并绘制柏拉图验证真正原因(详见图 7-6 和图 7-7)。

1.肌注不规范的真因验证(见表 7-2 和图 7-6)

表 7-2　肌注不规范真因验证查检分析

要因	次数	百分比	累计百分比	
拔针后药液溢出	20	28.57%	28.57%	
缺乏轮换工具	19	27.14%	55.71%	☆
注射深度不足	17	24.29%	80.00%	☆
单日多次注射	7	10.00%	90.00%	
推注速度过快	4	5.71%	95.71%	
其他	3	4.29%	100.00%	
合计	70	100.00%	—	

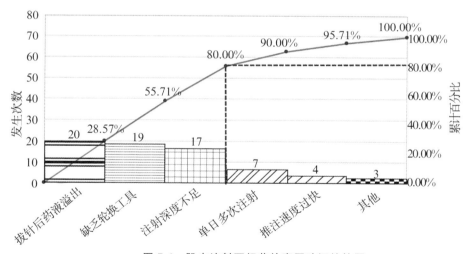

图 7-6　肌肉注射不规范的真因验证柏拉图

结论:根据"80/20"法则,将拔针后药液溢出、缺乏轮换工具、注射深度不足 3 项所占的 80.00% 作为"肌注不规范"的真因。

2.患者及家属依从性差的真因验证(见表 7-3 和图 7-7)

表 7-3　患者及家属依从性差真因验证查检表

要因	次数	百分比	累计百分比	
患者恶心、呕吐、精神疲软	29	48.33%	48.33%	
原有外敷方法烦琐不便	18	30.0%	78.33%	☆
家属未建立支持系统	6	10.0%	88.33%	☆
活动少血液循环慢吸收慢	4	6.67%	95.0%	
未有效实行健康宣教	2	3.33%	98.33%	
其他	1	1.67%	100.00%	
合计	60	100%	—	

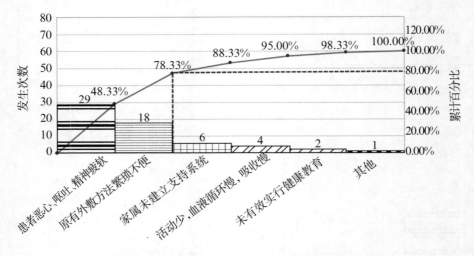

图 7-7　患者及家属依从性差的真因验证柏拉图

结论:根据"80/20"法则,将患者恶心、呕吐、精神差及原有外敷方法烦琐不便 2 项所占的 78.33%作为"患者及家属依从性差"的真因。

八、对策拟定

针对真因,全体圈员就每一项评价项目,依可行性、经济性、效益性进行对策选定。评价方式:优,5 分;可,3 分;差,1 分。圈员共 12 人,总分 12×5×3×1=180 分。以"80/20"法则,144 分以上为最适对策。经评定共得出 11 个有效对策,然后合并同类项,最后得出三个对策(见表 7-4)。

表 7-4 对策评价表

问题	真因	对策方案	评价(5分、3分、1分)×12人				采纳	提案人	执行时间	对策编号	对策合并
			可行性	经济性	效益性	总分					
肌肉注射不规范	拔针后药液溢出、注射深度不足	制定 Z-Track 肌肉注射操作流程并实施	60	52	58	170	●	徐×	7月12日	1	对策一
		实景拍摄操作流程	60	50	55	165	●	杨×	7月12日	2	
		统一带教示范	45	46	45	136		董×			
		组织培训、考核	55	55	50	160	●	陈×	7月12日	3	
		监督低年资护士自行学习	42	44	42	128		杨×			
		采取无痛点注射	45	45	45	135		徐×			
	缺乏轮换工具	设计并制作肌注轮换卡	54	56	54	164	●	徐×	7月12日	4	
		统一轮换卡使用方法	55	50	45	150	●	戴×	7月12日	5	
		制定轮换卡相关健康宣教	42	42	40	124		林×			
患者及家属依从性差	患者频繁呕吐、精神疲软	在原有治疗基础上加用耳穴压豆联合穴位贴敷辅助治疗妊娠剧吐	50	56	58	164	●	蔡×	8月9日	6	对策二
		制作耳穴压豆及穴位贴敷操作流程并实施	56	58	56	170	●	陈×	8月9日	7	
		中医科医生辅助指导操作	56	56	54	166	●	张×	8月9日	8	
		实景拍摄操作流程	55	44	50	149	●	董×	8月9日	9	
		反复组织培训、考核	44	44	45	133		章×			
		做好耳穴压豆及穴位贴敷相关健康宣教	44	42	42	128		林×			
	原有外敷方法烦琐不便	中药房制作消肿止痛贴	60	55	56	171	●	戴×	8月30日	10	对策三
		制定消肿止痛贴操作流程并实施	46	50	55	151	●	徐×	8月30日	11	
		实景拍摄操作流程	46	55	50	151	●	徐×	8月30日	12	
		统一带教示范并制定评估流程	44	42	45	131		戴×			
		制定消肿止痛贴相关健康宣教	45	45	45	135		陈×			

九、对策实施

(一)对策一

制定 Z-Track 肌注流程图并实施;制作肌注轮换卡并统一使用方法;实景拍摄操作流程并组织学习考核;将标准操作规程纳入护士学习范围,并向全科护士针对具体步骤和关键点进行理论讲解和现场带教,并不定期组织考核;由操作质控护士不定期巡查其他护士的操作是否规范,对于不规范操作及时指出,并加强学习。

在对策一实施后,肌注硬结发生率从原来的 28.28% 降低到 19.18%。

(二)对策二

针对妊娠剧吐患者频繁呕吐、精神疲软问题,经中医师查体辨证开方,在原有治疗基础上加用耳穴压豆联合穴位贴敷治疗妊娠剧吐,对全科护理人员进行耳穴压豆及穴位贴敷操作培训,实景拍摄操作视频,并经医院审核批准,作为新项目在门诊推广使用。

在对策二实施后,肌注硬结发生率从原来的 19.18% 降低到 12.93%。

(三)对策三

针对原有外敷方法烦琐不便,由中药房制作消肿止痛贴,预防性使用以降低肌注硬结的发生率,并经医院审核批准,作为新项目在门诊推广使用。

在对策二实施后,肌注硬结发生率从原来的 12.9% 降低到 8.33%。

十、效果确认

(一)有形成果

1. 经过品管圈活动,团队顺利达到改善目标,妊娠剧吐患者肌注硬结发生率由改善前的 28.28% 降低至改善后的 6.33%(见表 7-5)。

表 7-5　改善前后妊娠剧吐患者肌注硬结发生率比较

项目	改善前	改善中			改善后
查检日期	2020 年 5 月 24 日—6 月 13 日	2020 年 7 月 12 日—9 月 19 日			2020 年 9 月 20 日—10 月 10 日
调查例数	145	对策一	对策二	对策三	142
		146	116	120	
发生例数	41	28	15	10	9
肌注硬结发生率	28.28%	19.18%	12.93%	8.33%	6.34%

2.目标达标率 115.94％,进步率 77.63％。

3.已申报温州卫生局课题 1 项、申请创新发明专利 1 项,并拟撰写论文 1 篇及拟申请专利 1 项等。

(二)无形成果

通过本次品管圈活动,圈员们的能力得到明显提升,在责任心、自信心、沟通能力、主动性、团队协作等方面都有明显进步。

十一、标准化

本次活动建立了四个标准化流程,分别是 Z-Track 肌肉注射操作、耳穴压豆、穴位贴敷操作和消肿止痛贴外敷操作流程,并在全院乃至温州市推广使用(见图 7-8 至图 7-11)。

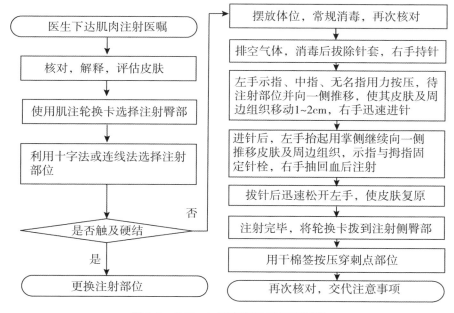

图 7-8 Z-Track 肌肉注射操作流程图

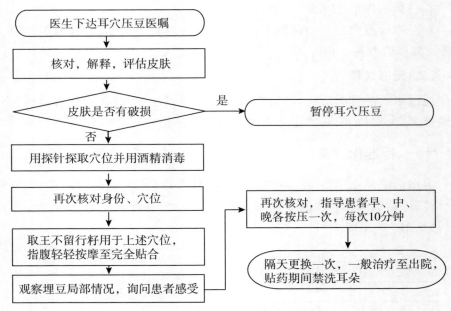

图 7-9　耳穴压豆操作流程图

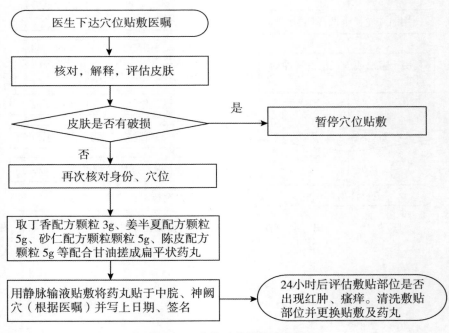

图 7-10　穴位贴敷操作流程图

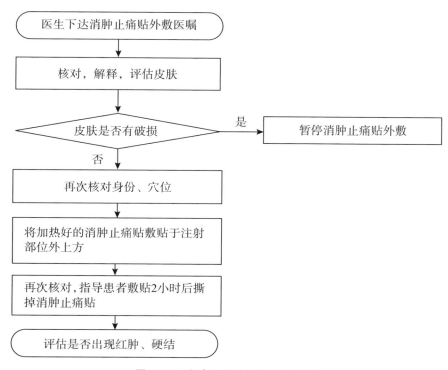

图 7-11　消肿止痛贴外敷操作流程

十二、检讨与改进

本次品管圈活动有效地降低了妊娠剧吐患者臀部肌注硬结发生率,提升了护理质量,但由于仅在妇科病房开展,所以结局有一定的局限性。参加本活动的患者均接受维生素 B_1 针 100mg 肌注 qd 联合异丙嗪针 25mg 肌注 bid。许多问题有待进一步研究与探讨,包括注射药物是否与肌注硬结的发生有关、肌注轮换卡能否应用在所有肌肉注射操作上、Z-Track 能否应用至所有肌肉注射上、消肿止痛贴能否应用于所有肌注硬结等。

参考文献

[1] 韦春乐.盐酸异丙嗪联合维生素 B_1 肌注治疗妊娠剧吐的疗效观察[J].实用妇科内分泌杂志,2018,5(21):9-10.

[2] 中华医学会妇产科学会产科学组.妊娠剧吐的诊断及临床处理专家共识[J].中华妇产科杂志,2015,50(11):801-804.

[3] 罗金源,梁水齐,欧晓娜.肌肉注射产生硬结的临床防治进展[J].当代医学,2018,24(25):185-186.

[4] 叶素华,郑丹蓓.中药局部封包联合早期护理干预对预防肌肉注射黄体酮致臀部硬结的临床研究[J].基础护理研究,2019,18(1):66-68.

[5] 黄少玲,张广莉,蔡顺云.品管圈活动在降低肌注链霉素所致疼痛硬结的效果[J].当代护士,2017,12:180.

[6] 陈海玲,许彦,侯雪琴.降低罂粟碱肌注后硬结发生率[J].实用临床护理学杂志,2019,4(4):32-33.

[7] 张建红,高红娟.改良 Z-Track 肌内注射法在体外受精-胚胎移植病人黄体酮注射中的应用[J].全科护理,2019,17(18):2184-2186.

[8] 叶文慧,范丽梅,杨威,等.耳穴压豆联合内关穴贴敷治疗妊娠剧吐的疗效观察[J].广州中医药大学学报,2020,37(4):671-675.

[9] 谢幸,孔北华,段涛.妇产科学[M].9 版.北京:人民卫生出版社,2018.

[10] 董金玉.早期护理干预在减少肌注黄体酮致局部硬结护理中的应用效果[J].实用临床护理学电子杂志,2019,4(45):160.

[11] 陈湘宜,孙云,马大正.和胃安胎膏外敷神阙穴治疗肝胃不和型妊娠剧吐临床研究[J].新中医,2019,51(8):259-262.

本案例由瑞安市妇幼保健院提供。

主要团队成员:张春花、徐志丹、陈玲微、杨霞、陈登峰、戴培乐、董圆圆、林希雅、蔡宇萍、董小跃、戴悠惠、章天飘

案例八

降低早产儿导管相关血流感染率

一、团队概况

管护圈于 2019 年 10 月成立,有圈长 1 名、辅导员 1 名,共有 9 名圈员,涉及院感科、护理部、质管科、新生儿科 4 个部门,团队平均年龄 37.8 岁。团队致力于降低早产儿导管相关血流感染率,改善早产儿健康水平,从而改善早产儿生存结局,提高患者满意度,提高医院品牌效应,推动和谐社会建设。

二、选题背景

胎龄在 37 足周以前出生的活产婴儿称为早生儿。早产儿非特异性和特异性免疫功能均不成熟,对细菌、病毒和真菌具有普遍易感性,加之住院时间长、侵入性操作多等多种因素,是医院感染的高危人群。新生儿重症监护室(neonatal intensive care unit,NICU)是医院感染暴发的高危科室[1]。特别是出生胎龄小于 32 周的早产儿,母体的 IgG 抗体极少经过胎盘转运至胎儿,致使其中性粒细胞趋化性或吞噬作用存在缺陷[2]。

美国国家医疗安全网(National Healthcare Safety Network,NHSN)监测资料显示[3],血液感染(blood stream infection,BSI)是新生儿最常见的感染类型,其中 88.00% 的患儿感染与脐静脉导管或中心静脉导管有关。Chopdekar 等[4]调查了一家教学医院,导管相关血流感染(catheter related blood stream infection,CRBSI)的平均发病率为 9.26/千导管日,其中 NICU 的 CRBSI 发病率为 27.02/千导管日。Hocevar 等[5]研究证实,极低出生体重儿(出生体重<1500g)、胎龄≤32 周及长期留置经外周静脉穿刺中心静脉导管(peripherally inserted central venous catheters,PICC)被认为是新生儿血流感染发生的独立危险因素;并且出生胎龄越小,出生体重越低,导管留

置时间越长,CRBSI 发生率越高。早产儿尤其极低出生体重儿皮肤脆弱,发育不成熟,黏膜表面无较大婴儿和成年人那样的正常保护性菌群,不能作为足够的保护性屏障阻止皮肤的定植菌,从而引起侵袭性疾病[6]。

PICC 置管在危重新生儿救治中起着重要的作用。CRBSI 的出现更容易导致早产儿原有病情加重,出现感染性脓毒血症、呼吸暂停等情况,直接对患者的生命安全产生威胁。因此,针对 CRBSI 的研究一直是医学界的焦点之一[7-10]。

导管相关血流零感染是院感科、质管科、新生儿科同仁们共同的长期目标。不断降低血流感染发生是大家努力的方向。实践证明,通过一系列的改进措施能够有效降低感染率[1,4,11],提高早产儿血流导管使用的安全性。

三、主题选定

根据医院新生儿科感染防控的薄弱环节及存在的问题,圈员们通过头脑风暴提出六个备选主题,通过主题评价法,从可行性、迫切性、重要性、圈能力四个方面综合评分,将得分最高的主题确定为本次活动的主题——降低早产儿导管相关血流感染率。

根据国家卫健委《血管导管相关感染预防与控制指南(2021 年版)》的定义,导管相关血流感染(CRBSI)是指带有血管内导管或拔出导管后 48 小时内的患者出现菌血症或真菌血症,并伴发热(体温>38℃)、寒战或低血压等感染表现,且除血管导管感染外没有其他明确感染源的感染。实验室微生物学检查显示,外周静脉血培养细菌或真菌阳性,或从导管段和外周血培养出相同种类、相同药敏结果的致病菌。

通过主题类型判定表,得出本期的活动主题类型为问题解决型。

衡量指标:血管内导管相关血流感染率是指使用血管内导管住院患者中新发的发病频率。单位:例/千导管日。

计算方法:

导管相关血流感染率(‰)= 导管相关血流感染例次数/同期患者使用导管置管总天数×1000‰

四、活动计划拟订

圈员们拟订了活动计划,并绘制了甘特图(见图 8-1)。

步骤	2019年10月		2019年11月		2019年12月		2020年1月		2020年2月		2020年3月		2020年4月		2020年5月		2020年6月		2020年7月		2020年8月		2020年9月		2020年10月		2020年11月		2020年12月		负责人
	1~2周	3~4周	1~2周	3~4周	1~2周	3~4周	1~2周	3~4周	1~2周	3~4周	1~2周	3~4周	1~2周	3~4周	1~2周	3~4周	1~2周	3~4周	1~2周	3~4周	1~2周	3~4周	1~2周	3~4周	1~2周	3~4周	1~2周	3~4周	1~2周	3~4周	
主题选定	… —	… —																													刘×
计划拟订			… —	… —																											林×
现况把握					… —																										张×
目标设定						… —																									朱×
解析							… —																								王×
对策拟定								… —	… —																						吴×
对策实施与检讨										… —	… —	… —	… —	… —	… —	… —	… —	… —	… —	… —	… —										孙× 周×
效果确认																						… —	… —	… —							林×
标准化																									… —	… —	… —				刘×
检讨与改进																												… —	… —	… —	吴×

注：… 表示计划线；— 表示实施线

图8-1 活动计划甘特图

五、现况把握

1.圈员们根据主题设定回顾工作流程图(见图 8-2)。

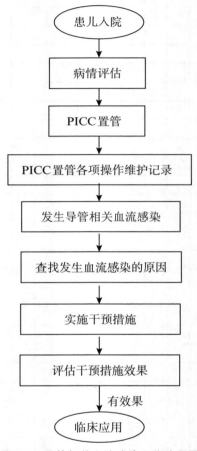

图 8-2 导管相关血流感染工作流程图

2.于 2019 年 1 月 1 日—12 月 31 日,选择在我院 NICU 住院的早产儿 PICC 置管 188 人,其发生血流感染 12 人。导管相关血流感染率为 4.54‰,患者 PICC 使用情况统计如下(见表 8-1)。

3.改善前发生早产儿导管相关血流感染的原因统计见表 8-2,根据累计百分比绘制成柏拉图(见图 8-3)。

表 8-1　2019 年度患者导管相关血流感染率统计表

体重分级(g)	住 ICU 患儿数	患儿住 ICU 总天数	患儿置管总天数	导管使用率	PICC 监测患儿总数	感染病例数	日感染率
1 级:体重≤1000	106	5108	1144	22.40%	66	8	6.99‰
2 级:体重 1001～1500	330	12968	1456	11.23%	116	4	2.75‰
3 级:体重 1501～2500	1519	16837	34	0.20%	4	0	0.00‰
4 级:体重＞2500	5720	19151	9	0.05%	2	0	0.00‰
合计:	7675	54064	2643	4.89%	188	12	4.54‰

表 8-2　改善前发生早产儿导管相关血流感染的原因

原因	例数	累计百分比
手卫生执行不规范	10	30.30%
皮肤屏障破坏	8	54.55%
穿刺及护理操作不规范	6	72.73%
没有进行母乳喂养	5	87.88%
静脉输液接口污染	2	93.94%
抗菌药物使用不规范	2	100%
合计	33	—

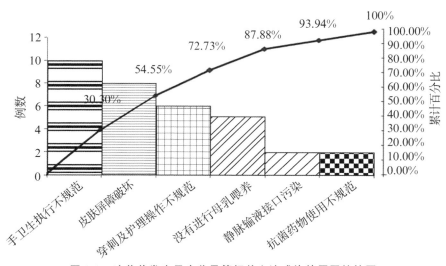

图 8-3　改善前发生早产儿导管相关血流感染的原因柏拉图

六、目标设定

(一)圈能力评估

通过对品管圈所有成员的工作年限、学历、主题改善能力三个方面进行圈能力评估,最终计算圈能力值为 46.91%。

(二)目标值设定

降低早产儿导管相关血流感染率,由改善前的 4.54‰降低到目标值 2.67‰。

设定理由:

改善重点为 87.88%。

目标值=现况值-改善值

=现况值-(现况值×圈能力×改善重点)

=4.54‰-(4.54‰×46.91%×87.88%)

=2.67‰

七、解 析

圈内小组成员集思广益,利用头脑风暴法,找出导致早产儿导管相关血流感染发生的因素,得出如下因果图(详见图 8-4)。

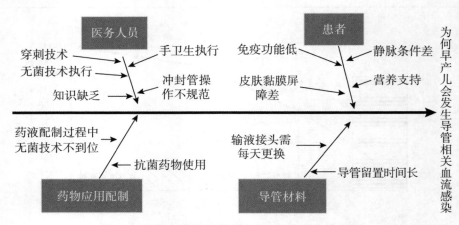

图 8-4 导致早产儿导管相关血流感染发生的因素

八、对策拟定

全体圈员根据原因分析提出相应的对策,通过对策拟定评分表从可行性、经济性、效益性选取对策措施。评价方式:优,5分;可,3分;差,1分。圈员共9人,总分135分。依据"80/20"法则,108分以上为采纳对策,共选出4个对策(详见表8-3),分别为:提高手卫生依从率(对策一);开展皮肤精细化管理(对策二);加强PICC维护及操作考核(对策三);开展早产儿新鲜母乳喂养,提高免疫力(对策四)。

表8-3 对策方案选定表

存在问题	要因	真因	解决对策	评价			总分	对策采纳	执行人	对策编号
				可行性	经济性	效益型				
为什么早产儿易发生导管相关性血流感染	患儿出生体重低、胎龄小	免疫功能低下	鼓励母乳喂养,开展新鲜母乳喂养	40	42	43	125	★	刘×	对策四
		皮肤黏膜屏障差	每天更换灭菌织物	42	37	42	121	★	孙×	对策二
			精细化皮肤管理	40	36	41	117	★	周×	对策二
		静脉条件差	有计划地进行静脉穿刺	38	35	30	103			
			保护预穿刺静脉	37	37	30	104			
		长期需要静脉高营养支持	早期微量喂养,促进胃肠道成熟	39	42	42	123	★	朱×	对策四
	医务人员操作执行不到位	手卫生未执行到位	加强培训及监督	43	40	45	128	★	张×	对策一
		穿刺技术要求高	加强置管培训,优化置管技术	42	39	43	124	★	俞×	对策三
		无菌技术执行不到位	无菌操作不规范	38	41	44	123	★	吴×	对策三
		冲封管操作不规范	责任组长进行监督	39	42	43	124	★	施×	对策三
			拍摄PICC穿刺及维护操作视频,组织护士学习	44	42	43	129	★	俞×	对策三
			定期操作考核	40	40	42	122	★	王×	对策三
		缺乏专业知识和系统化培训	培养PICC专业护士,进行系统化考核	38	40	45	123	★	刘×	对策三
	导管材料因素	导管留置时间长	每日评估导管留置时间	40	35	30	105			
		输液环路需每日更换	严格执行无菌操作	38	30	30	98			
		导管内血栓形成	每班确认管路通畅性,严格冲封管流程	34	35	36	105			

续表

存在问题	要因	真因	解决对策	评价			总分	对策采纳	执行人	对策编号
				可行性	经济性	效益型				
药物的应用和配制不规范		抗生素的使用不规范	医生严格控制抗生素使用指征	41	30	30	101			
		药液配制过程无菌技术执行不到位	药房集中配药,增加夜间配药	36	38	32	106			
			严格执行配药程序	40	30	30	100			
		脂肪乳剂的应用	严格执行PICC维护流程	41	35	29	105			

九、对策实施

(一)对策一:提高手卫生依从率

1.继续监测手卫生现状,找出存在的问题。

2.每月对医务人员的手进行采样,送检后培养查看卫生状况。

3.联合多个部门检查手卫生。

4.加强科内培训及考核。

通过对策实施,新生儿科人员的手卫生依从率从 2019 年的 72.31% 提高至 96.21%。

(二)对策二:开展皮肤精细化管理

1.对医务人员进行医源性皮肤撕脱伤(medical adhesive related skin injury,MARSI)相关知识的培训和考核。

2.制定早产儿 MARSI 预防护理程序四部曲"4R"。

3.应用防过敏胶布,改进呼吸机管路固定方法。

4.每天更换灭菌织物。

通过在日常工作中对策实施以上护理操作,早产儿的医源性皮肤损伤发生例数由 2019 年的 2 例下降至 0 例。

(三)对策三:加强 PICC 维护及操作考核

1.拍摄 PICC 穿刺及维护操作视频,组织科室护士学习。

2.将 PICC 维护质量控制纳入责任组长工作职责。

3.分层选送护士参加 PICC 专科护士培训。

4.科内开展置管和维护的定期培训,并评估其对指南的知晓度和依从性。

通过对策实施,并将 PICC 维护及操作考核纳入护士能级技能考核项目,PICC 维护及操作考核平均分由 2019 年的 89.6 分提高至 95.3 分。

(四)对策四:开展早产儿新鲜母乳喂养,提高免疫力

1.制作"初乳喂养宣教手册"。

2.通过云随访系统给患者推送 NICU 入室宣教及母乳喂养宣教相关信息。

3.对患儿家属进行出院产妇母乳运送、储存相关宣教,并对其进行评估和考核。

4.NICU 统一制定规范的初乳接收流程并上墙张贴。

5.通过多途径对患儿早期实施微量喂养。

通过对策实施,早期新鲜母乳喂养率由 2019 年的 80.2% 提高至 87.9%。

十、效果确认

(一)有形成果

1.改善后情况

2020 年 1 月 1 日—12 月 30 日,在我院 NICU 住院的早产儿,PICC 置管 185 人,发生血流感染 6 人,导管相关血流感染率为 2.59‰,较改善前的 4.54‰下降,目标达成。

2.目标达标率

$$目标达标率=(改善前-改善后)/(改善前-目标值)\times100\%$$
$$=(4.54-2.59)/(4.54-2.67)\times100\%$$
$$=104.28\%$$

3.进步率

$$进步率=(改善前-改善后)/改善前\times100\%$$
$$=(4.54-2.59)/4.54\times100\%$$
$$=42.95\%$$

4.申报专利或发表论文

(1)以 NICU 为主题的浙江省多中心研究"环境感染控制与医院感染相关性研究"获得 2019 年浙江省科学技术进步奖三等奖。

（2）浙江省医药卫生重大科技计划 2020 年度立项——"母乳喂养对中期早产儿大脑结构及功能发育的影响及人乳库标准化体系构建"（WKJ-ZJ-2008）。

（3）制定团体标准 1 项——《早产儿母乳库管理规范》（HZJKCX/T004-2020）。

（4）在 *Neo Reviews* 杂志发表论文 1 篇，在《中华护理学杂志》《中国实用护理杂志》及《护理与康复》各发表论文 1 篇。

（5）申报国家新型实用专利 2 项。

（6）申报浙江教育厅课题 2 项。

（二）无形成果

经过本次品管圈活动，圈员从品管手法、解决问题能力、团队精神、愉悦程度、脑力开发、沟通协调、活动信心、责任荣誉等 8 个方面均有不同程度的提高。

十一、标准化

活动过程中，修订了《早产儿导管相关感染标准操作流程》，实施了早产儿 MARSI 预防护理程序四部曲"4R"，拍摄了 PICC 穿刺及维护操作视频，日常工作中进行规范的 PICC 穿刺及护理流程。

十二、检讨与改进

回顾本期品管圈活动的整个过程，圈员分工明确，达到了起初设定的目标值，但本次品管圈过程执行时间较短，附加经济效益难以计算。可见，必须建立常态化的管理机制，才能巩固标准执行的成果。当前，目标数据在持续监测中，由于早产儿的病情变化复杂，所以应根据个体差异制订更具执行力的计划。

参考文献

[1] Helder OK，Brug J，Looman CW，et al. The impact of an education program on hand hygiene compliance and nosocomial infection incidence in an urban neonatal intensive care unit：an intervention study with before and after comparison［J］. Int J Nurs Stud，2010，47（10）：1245-1252.

[2] Twisselmann N，Bartsch YC，Pagel J，et al. IgG Fc glycosylation

Patterns of Preterm Infants Differ With Gestational age［J］. Front Immunol，2018，9：3166.

［3］ Rosenthal VD，Bat-Erdene I，Gupta D，et al. International Nosocomial Infection Control Consortium（INICC）report，data summary of 45 countries for 2012-2017：device-associated module［J］. Am J Infect Control，2020，48（4）：423-432.

［4］ Chopdekar K，Chande C，Chavan S，et al. Central venous catheter-related blood stream infection rate in critical care units in a tertiary care，teaching hospital in Mumbai［J］. Indian J Med Microbiol，2011，29（2）：169-171.

［5］ Hocevar SN，Edwards JR，Horan TC，et al. Device-associated infections among neonatal intensive care unit patients：incidence and associated pathogens reported to the National Healthcare Safety Network，2006—2008［J］. Infect Control Hosp Epidemiol，2012，33（12）：1200-1206.

［6］雷佳芳,李翠,余音,等.1例早产儿局部头皮破溃伤口的护理［J］.全科护理,2017,15(2):255-256.

［7］姜敏,盖建芳,张丽芬,等.降低新生儿经外周穿刺中心静脉置管术导管相关血流感染的分析与防范［J］.中国药物与临床,2020,20(6):1050-1052.

［8］刘淑霞,李海香,谭敏珍.新生儿导管相关血流感染的危险因素分析及护理对策［J］.中国临床护理,2016,8(4):346-348.

［9］谢建宁,高平明,黄朝梅,等.新生儿导管相关血流感染危险因素分析［J］.实用医学杂志,2018,4(34):618-620.

［10］庄秀娟,霍开明,徐莉,等.新生儿重症监护病房患儿经外周静脉置入中心静脉导管相关血流感染的病原菌分布及耐药性分析［J］.中华医院感染学杂志,2018,28(7):1097-1099.

［11］黄冠新,廖丹,赖细芬,等.目标性监测和干预对新生儿导管相关血流感染发病率的影响［J］.广西医学,2015,37(1):109-110.

本案例由浙江大学医学院附属妇产科医院提供。

主要团队成员:朱佳骏、刘丹、王华、林蓉、吴菠、张瑞、吴聪、孙潇潇、周露露

案例九

提高 VTE 中高危患者预防措施的落实率

一、团队概况

幸孕圈成立于 2020 年 6 月 1 日,有圈长 1 名、辅导员 1 名,由护士、医师及信息工程师共 7 名圈员组成,平均年龄 32 岁。团队旨在精心呵护孕妇,提高静脉血栓栓塞症(venous thromboembolism,VTE)预防措施的落实率,提升科室管理水平和优质护理服务质量,提高患者满意度和信任度,减少医患矛盾和医疗纠纷。

二、选题背景

VTE 是指血液在静脉内不正常地凝结,使血管完全或不完全阻塞,属静脉回流障碍性疾病,包括深静脉血栓形成(deep vein thrombosis,DVT)和肺血栓栓塞症(pulmonary thromboembolism,PTE)两种类型,即静脉血栓栓塞症在不同部位和不同阶段的两种临床表现形式[1]。美国对 2011—2013 年 5259 例妊娠相关死亡的产妇死亡原因进行分析,发现血栓性肺栓塞所致死亡占妊娠相关死亡的 9.5%[2]。国内一项分析孕产妇死因的研究显示,VTE 是造成 163 名孕产妇死亡的前 5 位主要原因之一,并在导致孕产妇死亡的间接产科原因中居首位[3]。产前产后 VTE 风险具有差异,产褥期 VTE 风险达峰值。有文献报道,妊娠期妇女发生 VTE 的风险是非妊娠期妇女的 3.5 倍,产褥期妇女发生 VTE 的风险上升至非妊娠期妇女的 11.9 倍[4]。近两年来,国内外对妊娠期和产褥期静脉血栓的防范越来越重视,先后出台了产科静脉血栓防范指南和专家共识[5,6]。孕产妇 VTE 的风险程度分为 3 级,其中:低危,0~1 分;中危,产前 3 分或产后 2~3 分;高危,4 分以上。

我院产五科作为保胎养胎中心,收治的有血栓中高风险的患者多,病种如先兆流产、先兆早产、妊娠剧吐、宫颈功能不全、多胎妊娠、辅助生殖技术、妊娠合并糖尿病、未足月子痫前期等。据不完全统计,2020 年 1—5 月收治的血栓中高风险患者占 29.68%。2020 年 6 月 1—7 日,对我科医护人员进行 VTE 相关知识知晓率的初步调查,结果显示知晓率为 42.3%,部分知晓率为 47.6%,不知晓率为 10.1%。因此,非常有必要以"品管圈"为管理工具,充分发挥团队精神,提高 VTE 预防措施在本科室患者中的落实率,以提高科室管理水平和服务质量。

三、主题选定

全体圈员通过头脑风暴法列出我科需改进的问题,使用主题评价法、评价项目权重计算进行主题选定,最终得出本次品管圈的主题为"提高 VTE 中高危患者预防措施的落实率"。

通过主题类型判定表,得出本期的活动主题类型为问题解决型。

衡量指标:VTE 中高危患者预防措施的落实率是指同期内对 VTE 中高危患者实施饮食、运动、用药等相关知识预防措施条目数总和占应落实条目总数的比例。

计算方法:

VTE 中高危患者预防措施的落实率(%)=[同期内 VTE 中高危患者预防措施落实条目数总和/(应需落实条目数×VTE 中高危人数)]×100%

四、活动计划拟订

本次活动周期计划 6 个月,每个阶段均有专人负责,整个活动过程按照 PDCA 方法进行。圈员们绘制了活动计划甘特图(见图 9-1)。

主题	活动项目	2020年6月 1周	2020年6月 2周	2020年6月 3周	2020年6月 4周	2020年7月 1周	2020年7月 2周	2020年7月 3周	2020年7月 4周	2020年8月 1周	2020年8月 2周	2020年8月 3周	2020年8月 4周	2020年9月 1周	2020年9月 2周	2020年9月 3周	2020年9月 4周	2020年10月 1周	2020年10月 2周	2020年10月 3周	2020年10月 4周	2020年11月 1周	2020年11月 2周	2020年11月 3周	2020年11月 4周	负责人
P	1.主题选定	…—																								吕×
P	2.活动计划拟订		…—																							陈×
P	3.现状把握			…—	…—	…—																				王×
P	4.目标设定						…—																			陈×
P	5.解析							…—	—																	应×
P	6.对策拟定								…	—																周× 祝×
D	7.对策实施与检讨									…	…—	…—	…—	…—	…—	…—	…—	…—	…—	—						程×
C	8.效果确认																			…	…—		—			王×
C	9.标准化																						…	—		陈×
A	10.检讨及改进																							…	…—	陈×

近期工作量大，圈员未能召集开会，故解析延迟一周

注：…表示计划线；—表示实施线

图9-1 活动计划甘特图

五、现况把握

(一)与主题相关的工作流程

圈员们结合临床实际,回顾了患者入院后 VTE 防治流程,并制成流程图(见图 9-2)。

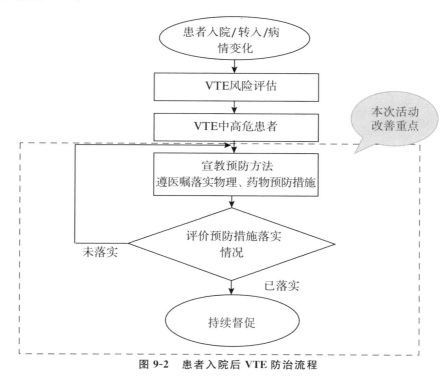

图 9-2 患者入院后 VTE 防治流程

(二)数据收集与结果分析

圈员们根据《下肢深静脉血栓形成高危因素及护理干预研究进展》明确了以下 9 项预防措施。项目一:鼓励患者多饮水,术后适度补液、饮水,避免脱水;项目二:抬高下肢;项目三:科学饮食;项目四:静脉保护;项目五:根据情况指导下床活动;项目六:踝泵运动及股四头肌功能锻炼;项目七:弹力袜的使用;项目八:高危患者在床边放置 VTE 高风险警示标识;项目九:按诊疗规范给予抗凝药物。并制定查检表,对查检人进行统一培训,按照统一的查检标准质控对 2020 年 6 月 16 日—7 月 5 日入住本科室的 VTE 中高危患者是否落实了预防措施情况进行查检。结果显示,同期在院患者 VTE 预防措施应需落实条目总数为 918 条,落实条目 574 条,未落实条目 344 条,预防措施的落实率为 62.53%。

圈员们对 9 项预防措施情况进行了分类整理（见表 9-1），并制作改善前柏拉图（见图 9-3）。根据"80/20"法则，本次活动改善重点为：项目八——高危患者在床边放置 VTE 高风险警示标识；项目七——弹力袜的使用；项目九——按诊疗规范给予抗凝药物；项目六——踝泵运动及股四头肌功能锻炼。

表 9-1　改善前 VTE 中高危患者预防措施未落实情况原因

未落实项目	未落实次数	累计数	影响比例	累计百分比
项目八	102	102	29.65%	29.65%
项目七	84	186	24.42%	54.07%
项目九	55	241	15.99%	70.06%
项目六	45	286	13.08%	83.14%
项目五	20	306	5.81%	89.95%
项目四	18	324	5.23%	94.19%
项目二	14	338	4.07%	98.26%
项目一	4	342	1.16%	99.42%
项目三	2	344	0.58%	100%

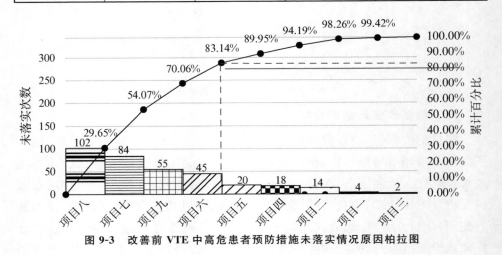

图 9-3　改善前 VTE 中高危患者预防措施未落实情况原因柏拉图

六、目标设定

(一)圈能力评估

根据主题评价表得出圈能力值为 68.4%。

(二)目标值设定

提高 VTE 中高危患者预防措施的落实率,由改善前的 62.53% 提高至 83.84%。

设定理由:

改善重点为 83.14%。

$$目标值=现况值+改善值$$
$$=现况值+(1-现况值)\times改善能力\times圈能力$$
$$=62.53\%+(1-62.53\%)\times83.14\%\times68.4$$
$$=83.84\%$$

七、解 析

(一)原因分析

项目八(高危患者在床边放置 VTE 高风险警示标识)未落实率在查检表中排第一位,系科室未制作统一的血栓中高危孕产妇标识,现科室已联系制作高危标识,对此项目不进行解析。

项目九(按诊疗规范给予抗凝药物)因目前亟待探寻安全有效的孕产妇抗凝治疗方案,由科室医生决定是否对中高危孕产妇进行抗凝治疗,后续根据医嘱检查护士是否规范执行抗凝药物。此项目经过讨论,亦不进行解析。

所以,圈员们利用头脑风暴法,对项目七(弹力袜的使用)和项目六(踝泵运动及股四头肌功能锻炼)进行解析,得出因果图,并通过对小原因进行要因评价,统计得分排在前 4 位的为要因(见图 9-4 和图 9-5)。

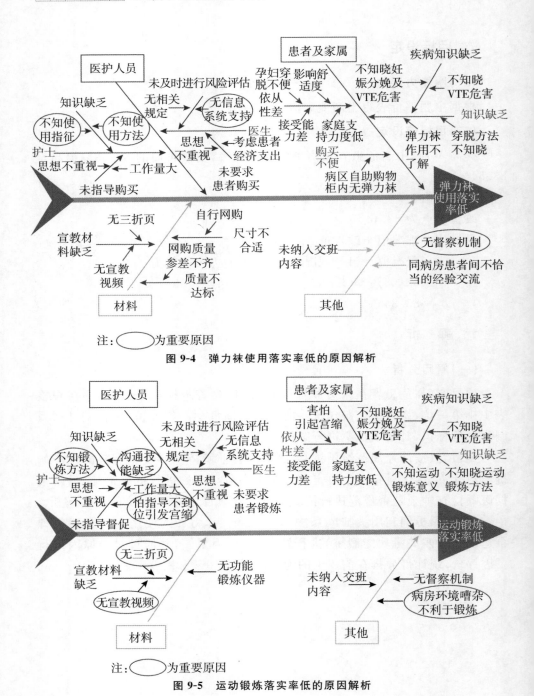

注：⬭为重要原因

图 9-4　弹力袜使用落实率低的原因解析

图 9-5　运动锻炼落实率低的原因解析

(二)真因验证

因项目七与项目六的要因有共性,圈员们经过整合得出六条要因,通过要因查检表对 2020 年 7 月 23—30 日的 VTE 中高危患者预防措施落实率情况进行查检分析(见表 9-2),绘制柏拉图验证真正原因(见图 9-6)。

表 9-2　VTE 中高危患者预防措施落实率低的真因验证分析表

项目	次数	百分比	累计百分比
缺乏信息化支持	29	28.43％	28.43％
科内护士专业知识缺乏	22	21.57％	50.0％
缺乏专业的宣教材料	17	16.67％	66.67％
督察机制不完善	15	14.71％	81.37％
家属陪护流动性大	10	9.80％	91.17％
害怕引起宫缩	9	8.82％	100％
合计	102		

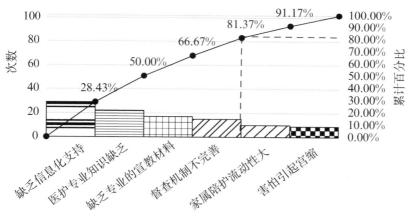

图 9-6　VTE 中高危患者预防措施落实率低的真因验证柏拉图

结论:根据"80/20"法则,确定"缺乏信息化支持""科内护士专业知识缺乏""缺乏专业的宣教材料""督察机制不完善"等为真因。

八、对策拟定

针对真因,全体圈员就每一项评价项目,采用问卷星问卷调查方式,依可行性、经济性、圈能力等项目进行对策选定。评价方式:优,5 分;可,3 分;差,1 分。一项对策满分 105 分。根据"80/20"法则,评分高于 84 分的为最适对策。经评定及合并同类项,最后得出四个对策(见表9-3)。

九、对策实施

(一)对策一:系统化培训与考核

1.制订学习计划。

2.VTE理论知识培训。

3.VTE预防措施实操培训(弹力袜穿脱、运动锻炼方法)。

4.组织理论及实操考核。

在实施对策一后,VTE预防措施的落实率由62.53%上升至70.7%。

(二)对策二:信息技术支持

1.整合孕期、产后VTE风险评分表。

2.将表格嵌入电子病历系统。

3.设置提醒功能,评分为中高危的患者电子病历首页床头卡变色提醒。

在实施对策二后,VTE预防措施的落实率由70.7%上升至75.5%。

(三)对策三:制作宣教材料

1.设计制作图文并茂的彩色宣教单。

2.制作宣教二维码。

3.拍摄宣教视频。

在实施对策三后,VTE预防措施的落实率由的75.5%上升至83.6%。

(四)对策四:完善督察机制

1.制作血栓中高危警示牌。

2.将血栓中高危患者信息列入交班本内容。

3.制作巡视表单。

4.责任组长每天督察。

在实施对策四后,VTE预防措施的落实率由83.6%上升至88.2%。

表 9-3　静脉血栓预防措施落实率低的对策评价表

问题	原因分析	对策方案	提案人	可行性	经济性	圈能力	总分	采纳	负责人	对策编号
静脉血栓预防措施落实率低的原因	缺乏信息化支持	将血栓风险评估表产前、产后整合为一张，方便进行动态评估；与信息科沟通，将血栓风险评估表嵌入电子病历系统，并设置提醒弹窗	吕×	35	35	33	103	√	吕× 祝×	对策一
		医生评分为中高危风险患者，护士端可以收到提醒	程×	33	33	31	97	√	祝×	对策一
		医生评估结束，系统自动跳出干预措施选项	应×	17	23	11	51			对策一
	科内护士对患者专业培训内容掌握欠缺	相关理论知识，进行问卷调查	陈×	27	27	25	79			对策二
		科室制订学习计划，定期学习 VTE 相关知识	陈×	35	35	31	101	√	陈×	对策二
		对操作方法，科内每位人员都须进行考核	王×	35	35	31	101	√	王×	对策二
		保胎患者如怕引起宫缩、拒绝锻炼，护士须对宫缩进行评估	王×	31	31	29	91	√	全科护士	对策二
	缺乏专业的宣教材料	科室申领气压泵，护士学习操作方法，根据医嘱执行	吕×	31	26	31	88	√	全科护士	对策三
		搜集相关资料、相关文章，统一学习	应×	35	35	35	105	√	应×	对策三
		建立科室公众号，上传相关演示视频和宣教内容	陈×	35	31	35	101	√	陈×	对策三
		制作 VTE 中高危巡视卡	周×	35	35	35	105	√	周×	对策三
	督察机制不完善	制作血栓中高危患者标识，统一悬挂在床尾	陈×	35	29	35	99	√	陈×	对策四
		将 VTE 中高危患者信息列入每天交班内容	周×	31	35	33	99	√	全科护士	对策四
		每班护士督导后会在巡视卡上签名	陈×	35	25	33	93	√	陈×	对策四
		护士长随机督导，与护士绩效挂勾	吕×	29	23	27	79			对策四
		针对宣教效果，设立奖励基金	吕×	23	13	13	49			对策四

十、效果确认

(一)有形成果

1.经品管圈活动,2020 年 10 月 21 日—11 月 14 日调查同期在院患者 VTE 评估率达到 100%,VTE 预防措施的落实率由改善前的 62.53% 提高至 90.16%,目标达成。

2.目标达标率为 128.63%,进步率为 44.17%。

3.2020 年 6 月 1 日—11 月 30 日,共收治患者 951 人,VTE 中高危患者 295 人,VTE 发生人数 0,VTE 发生率为 0。

4.医院学科建设网发表文章一篇,成立 VTE 管理小组及 VTE 防治专业组,制定静脉血栓栓塞性疾病防治管理制度、低分子量肝素护理操作流程及考核标准,并将一系列措施推广至产科各病区使用。

(二)无形成果

通过本次圈活动,7 名圈员的能力得到明显提升,在团队凝聚力、品管手法、自信心等方面都有了明显的进步,科室医护人员 VTE 防治意识不断增强,住院患者满意度明显提升。

十一、标准化

本次活动建立了提高 VTE 中高危患者预防措施落实率的流程图,经护理部审核已全面实施。

十二、检讨与改正

本次活动有效地提高了 VTE 中高危患者预防措施的落实率,医生 VTE 风险评估率 100%,但评估及时率仅为 95%。评分为中高危的患者,系统未能自动跳出干预措施选项,将在今后进一步改善。

参考文献

[1] 李晓强,张福先,王深明.深静脉血栓形成的诊断和治疗指南(第三版) [J].中国血管外科杂志,2017,32(9):807-812.

[2] Creanga AA,Syverson C,Seed K,et al. Pregnancy-related mortality in the United Sates,2011—2013[J].Obstet Gynecol,2017,130(2):366-373.

［3］吴方银,周天津,赵梓伶,等.2015—2016 年四川省孕产妇死亡评审情况分析［J］.重庆医学,2017,46(32):4556-4557.

［4］Sultan AA，West J，Tata LJ, et al. Risk of first venous thromboembolism in and around pregnancy［J］. Br J Haematol，2012,156(3):366-373.

［5］王晨,杨慧霞.2018 年美国妇产科医师学会关于"妊娠期血栓栓塞症"的新推荐［J］.中华围产医学杂志,2019,22(2):139-140.

［6］上海市母婴安全专家委员会,上海市医学会围产医学专科分会,上海市医学会妇产科专科分会产科学组,等.上海市产科静脉血栓栓塞症防治的专家共识［J］.上海医学,2020,43(11)：645-650.

本案例由永康市妇幼保健院提供。
主要团队成员:吕晓静、陈雅卓、应静霞、程楚、周楼赟、王春回、祝建刚、
　　　　　　　陈巧俏

案例十

提高乙肝高病毒载量妊娠期妇女口服抗病毒药物的治疗率

一、团队概况

互拉圈于 2015 年 1 月成立,此次品管圈活动由 1 名圈长、2 名辅导员和 9 名圈员组成,平均年龄 35.25 岁,团队致力于消除"艾滋病梅毒乙肝"(简称艾梅乙)母婴传播工作,为感染孕产妇母婴阻断提供专业的全程管理优质服务。

二、选题背景

50 年来一直备受关注的乙型肝炎病毒(hepatitis B virus,HBV)感染具有家族聚集性,主要为母婴传播所致,感染子代中肝硬化、肝癌的发生呈现明显年轻化[1]。因此,阻断母婴传播是降低 HBV 新发感染的重要环节。目前,新生儿乙肝联合免疫后,母婴传播率显著降低了[2];而对乙肝高病毒载量孕妇在妊娠期进行抗病毒治疗,可使母婴传播率降至接近于零[3,4]。妊娠期抗病毒治疗和产后联合免疫等措施的规范实施是中国实现 2030 年消除乙型肝炎的关键。2015 年 6 月,国家卫计委发布了《预防艾滋病、梅毒和乙肝母婴传播工作实施方案(2015 年版)》;7 月,在人民大会堂启动"乙肝母婴零传播工程"项目公益+研究。2016 年 5 月,世界卫生组织(World Health Organization,WHO)发布《2016—2021 年全球卫生部门病毒性肝炎战略》,强调儿童乙型肝炎表面抗原(surface antigen of the hepatitis B virus,HBsAg)的流行率低至 0.2%[5],此目标为消除母婴传播(elimination of mother-to-child transmission,EMTCT)认证指标。2017 年,浙江省发布了消除艾滋病、梅毒和乙肝母婴传播项目实施方案(2018—2020 年)。2018 年 10 月,中国疾病预防控制中心在杭州召开了"国家消除艾滋病、梅毒和乙肝母婴传播试点项目"年度会议,我院作为浙江省消除艾梅乙母婴传播的牵头单位,联合多部门开展消除艾梅乙母婴传播行动,致力于浙江省 2020 年接受 WHO 和联合国儿童基金会(United Nations International Children's Emergency Fund,UNICEF)EMTCT 的认证,有望率先在全国取得首批认证。为了进一步消除乙肝母婴传播,2015 年我国发布了《慢性乙型肝炎防治指南(2015 更新版)》。2017 年,我国发布《乙型肝炎母婴阻断临床管理流程》专家共识,提出:在现有的联合免疫策略下,若乙肝孕妇 HBV-DNA>10^6 U/mL,在充分沟通及知情的情况下,于妊娠 24～28 周开始应用替诺福韦酯(TDF)或替比夫定(LdT)抗病毒治疗[6,7]。这些策略有望进一步减少母婴传播的发生。亚太肝病指南(APASL)、美国肝病指南(AASLD)、欧洲肝病指南(EASL),包括针对我国国情的《中国乙型肝炎病毒母婴传播防治指南(2019 年版)》,也支持这一举措[8]。然而,截至 2016 年,我国仍有慢性 HBV 感染者约 8600 万人,治疗率仅为 10.8%[9]。最新研究显示,即使进行乙肝疫苗和乙肝高价免疫球蛋白的联合免疫,仍有 8%～15% 免疫失败;如果孕妇 HBV-DNA>2×10^6 U/mL,母婴传播率可以高达 20% 以上[10];而在乙肝孕妇中,HBV-DNA 高载量人群达 14.8%～54.8%[11,12]。因此,提高 HBV-DNA 高病毒孕妇的抗病毒治疗率刻不容缓。

三、主题选定

根据我院工作中的薄弱环节及存在的问题,圈员们通过头脑风暴提出了五个备选主题,通过主题评价表对可行性、迫切性、重要性、上级政策、圈能力等五个方面进行评分,将得分最高的主题确定为本次活动的主题——提高乙肝高病毒载量孕妇口服抗病毒药物的治疗率。根据《慢性乙型肝炎防治指南(2015 更新版)》,将乙肝高病毒载量定义为 HBV-DNA≥10^6 U/mL。将妊娠 24 周以上在我院产科门诊产检的乙肝高病毒载量孕妇作为目标管理人群。

通过主题类型判定表,得出本期的活动主题类型为问题解决型。

衡量指标:孕 24 周开始口服核苷类药物抗病毒治疗,直至产后停药。

计算方法:

乙肝高病毒载量孕妇口服抗病毒药物的治疗率=孕 24 周以上乙肝高病毒载量服药孕妇例数/孕 24 周以上乙肝高病毒载量孕妇总例数×100%。

四、计划拟订

圈员们拟订了活动计划并制作了甘特图(见图 10-1)。

活动项目	2019年7月				2019年8月				2019年9月				2019年10月				2019年11月				2019年12月				负责人
	1周	2周	3周	4周	1周	2周	3周	4周	1周	2周	3周	4周	1周	2周	3周	4周	1周	2周	3周	4周	1周	2周	3周	4周	
主题选定																									全体圈员
计划拟订																									王×
现况把握																									许×、周×
目标设定																									王×
解析																									全体圈员 / 王×
对策拟订																									王×、叶× / 王×
对策实施与检讨																									全体圈员
效果确认																									周×
标准化																									全体圈员
检讨改进																									全体圈员
成果发表																									王×

考虑到乙肝病毒人群量少，品管圈竞赛时间紧迫，在后续的整体进度上提早2周

注：……表示计划线；—表示实施线

图10-1 活动计划甘特图

五、现况把握

圈员们通过乙肝母婴阻断工作流程(见图10-2),确定调查方式、调查场所、调查人等。圈员调查了2019年5月1日—7月31日在我院产科门诊产检的妊娠24周以上携带有乙肝高病毒载量的孕妇共计37人,其中有20人口服核苷类B类药物抗病毒治疗,17人未接受抗病毒治疗,治疗率现况值为54.05%。

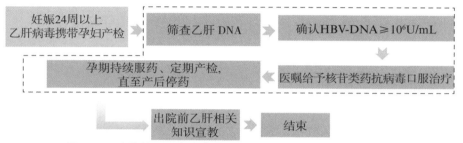

图 10-2 改善前乙肝高病毒载量孕妇口服抗病毒药物治疗流程

根据现状调查和数据分析(见表10-1),通过改善前柏拉图(见图10-3),按"80/20"法则,确定本期活动的改善重点:医生对乙肝高病毒载量孕妇无用药建议,乙肝高病毒载量孕妇拒绝治疗。

表 10-1 改善前乙肝高病毒载量孕妇用药查检表

存在问题	次数	所占比例	累计百分比
医生无用药建议	8	47.06%	47.06%
孕妇拒绝治疗	4	23.53%	70.59%
妊娠34周以后医生不建议用药	3	17.65%	88.24%
孕妇未能继续产检	2	11.76%	100%
合计	17	100%	

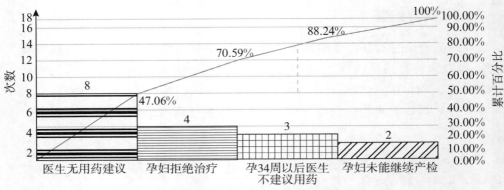

图 10-3　改善前乙肝高病毒载量孕妇用药统计柏拉图

六、目标设定

(一)圈能力评估

根据主题评价表得出圈能力为 69.8%。

(二)目标值设定

提高乙肝高病毒载量孕妇口服抗病毒药物的治疗率,由改善前的54.05%提高至76.69%。

设定理由:

改善重点为 70.59%。

目标值＝现况值＋(1－现况值)×改善重点×圈能力
　　　　＝54.05%＋(1－54.05%)×70.59%×69.8%＝76.69%

七、解　析

圈员们通过头脑风暴,从人、物、料、法、环分析医生对乙肝病毒高载量孕妇无用药建议、乙肝高病毒载量孕妇拒绝治疗的原因,并通过特性原因评价表选定问题要因(见图 10-4 和图 10-5)。

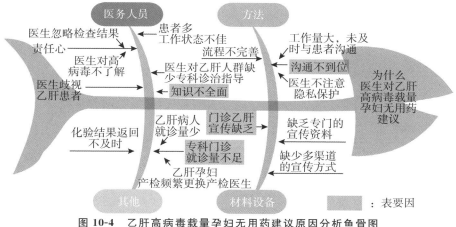

图 10-4　乙肝高病毒载量孕妇无用药建议原因分析鱼骨图

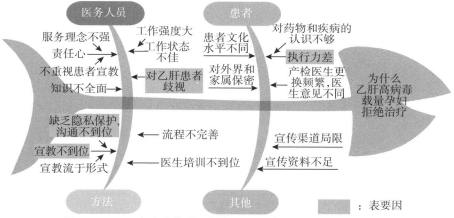

图 10-5　乙肝高病毒载量孕妇拒绝抗病毒治疗原因分析鱼骨图

八、对策拟定

全体圈员在要因的基础上进一步进行真因分析并获取真因，并提出相应的对策措施。通过对策评价表，从可行性、经济性、效益性等三个方面选取对策措施，根据"80/20"法则，120 分以上为采纳对策。最终采纳了 12 条对策措施，并整合为 4 项对策内容：加强临床医生关于乙肝防治最新指南的培训，提高临床医生的精准治疗率；加强临床医护人员对艾梅乙的反歧视培训，保护患者隐私，履行医务人员守则；规范诊治流程，提高乙肝病毒携带孕产妇的专科门诊就诊率；加强乙肝相关知识的宣教和宣传，提高乙肝患者对疾病的认知（见表 10-2 和表 10-3）。

表10-2 乙肝高病毒载量孕妇无用药建议对策拟定表

存在问题	要因	真因	解决对策	可行性	经济性	效益性	总分	采纳	执行人	对策编号
为什么医生对乙肝高病毒载量孕妇无用药建议	沟通不到位	工作量大,未及时与患者沟通	加强对医务人员的责任心和沟通技巧培训	44	38	38	120	★	翁× 王×	对策一
		医生不注意隐私保护	加强对医务人员职业道德规范的培训,强调注意隐私保护的责任和义务	48	44	42	134	★	王× 叶×	对策二
		流程不完善	梳理和规范乙肝病毒携带孕妇诊治流程	40	40	48	128	★	许× 王× 张×	对策三
	知识不全面	患者多,工作状态不佳	加强对医务人员责任心和沟通技巧的培训	38	36	36	110			
		知识不足,缺乏专科指导	加强对医务人员乙肝母婴传播防治指南的培训	48	44	44	136	★	翁× 王×	对策一
		责任心不强,忽略检查结果	加强对医务人员责任心和沟通技巧的培训	40	34	38	112			
		医生对乙肝患者存在歧视	加强对医务人员内部反歧视的培训	46	40	40	126	★	王× 叶×	对策二
	专科门诊就诊量不足	乙肝患者就诊量少	加强流程梳理,加强专科医生的培训和专科门诊的宣传,提高专科门诊量,给予患者精准的专业指导	42	42	42	126	★	许× 王× 张×	对策三
		乙肝孕妇产检频繁更换产检医生	加强流程梳理和医生培训,对特殊人群转介专科门诊产检	42	38	40	120	★	许× 王× 张×	对策三
		化验结果缺乏及时反馈	加强专科门诊患者的单病种管理,通过微信群或者互联网＋等,开展线上服务咨询	34	36	32	102			
	门诊对乙肝的宣传缺乏	缺乏宣传资料	制作乙肝相关知识的宣教折页,在诊室间发放,增加乙肝孕产妇对乙肝母婴阻断的防治知识	46	36	42	124	★	周× 章×	对策四
		缺乏多渠道的宣传方式	通过微信群或者互联网＋等,开展线上服务咨询	36	30	34	100			

表 10-3 乙肝高病毒载量孕妇拒绝抗病毒治疗对策拟定表

存在问题	要因	真因	解决对策	可行性	经济性	效益性	总分	采纳	执行人	对策编号
为什么乙肝高病毒载量孕妇拒绝治疗	患者执行力差	对药物和疾病的认知程度不足	加强对医务人员责任心和沟通技巧的培训	46	44	40	130	★	翁×王×	对策一
		产检医生更换频繁,医生指导意见不一样	加强对医务人员职业道德规范的培训,强调注意隐私保护的责任和义务	40	40	36	116			
		患者文化程度不同	梳理和规范乙肝病毒携带孕妇诊治流程	36	38	38	112			
		要对外界和家属保密	加强对患者乙肝防治知识的宣传,以及家属和社会的宣传,尤其反歧视的社会宣传;通过互联网＋、乙肝宣传手册等多渠道提高乙肝患者及其家属的知晓率	40	34	36	110			
	对乙肝患者存在歧视	患者多,工作状态不佳	加强对医务人员责任心和沟通技巧的培训	38	38	36	112			
		服务理念不强,缺乏正确的宣教								
		知识缺乏,不想多接触乙肝患者	加强对医务人员责任心和沟通技巧的培训	40	36	32	108			
		医生缺乏系统的培训	加强对医务人员乙肝母婴传播防治指南的培训	46	42	42	130	★	翁×王×	对策一
	宣教不到位	宣传流于形式	制作乙肝相关知识的宣教折页,在诊室间发放,增加乙肝孕产妇对乙肝母婴阻断的防治知识;加强专科门诊患者的单病种管理,通过微信群或者互联网＋等,开展线上服务咨询	42	30	36	108			
		乙肝孕妇产检频繁更换产检医生,专科门诊就诊量少	加强流程梳理,加强对专科医生的培训和专科门诊的宣传,提高专科门诊量,给予患者精准的专业指导;加强流程梳理和医生培训,对特殊人群转介专科门诊产检	41	42	42	125	★	许×王×张×	对策三
	医生缺乏隐私保护	工作量大,医生服务差	加强对医务人员责任心和沟通技巧的培训,加强医务人员的反歧视宣传;加强对医务人员职业道德规范的培训,强调注意隐私保护的责任和义务	42	38	40	120	★	王×叶×	对策二

九、对策实施

(一)对策一:加强临床医护人员指南与沟通技巧培训

认真落实对年轻医生的乙肝指南培训,培训内容以病案分析为重点;教学方式灵活多样,强化理论授课,加强床边考核;责任医生明确乙肝母婴阻断的最新进展,尤其清楚知晓进一步提高乙肝母婴阻断的有效措施,进一步提高乙肝高病毒人群的治疗率;培训前后进行问卷调查。

圈员们确定对策实施时间,并进行明确的分工,确定相关的负责人,及时反馈措施落实情况,收集数据,及时发现措施实施过程中所存在的问题,不断完善措施。

在实施对策一后,临床医护人员对上述内容培训的知晓度由改善前的76.9%提高到改善后的94.2%。

(二)对策二:加强对医务人员内部的艾梅乙反歧视培训

病区加强培训,提高医护人员对乙肝孕产妇的正确认知,树立良好的职业道德,提高医护人员的责任心;通过理论授课,提高医护人员对患者的关爱度,保护患者隐私,增进医患的信任感,提高患者治疗的依从性;加强医护人员的行风建设,坚守医德,提高服务态度,公开倡导医务人员廉洁行医承诺书并上墙,承诺"不泄露患者隐私、不羞辱和歧视患者";通过云随访,反馈医务人员内部对艾梅乙患者的反歧视效果。

在实施对策二后,医务人员对乙肝感染者的歧视程度由改善前的9.6%降低到改善后的2.4%。

(三)对策三:加强流程梳理,提高乙肝病毒携带孕妇的专科门诊就诊率

梳理现有的乙肝病毒携带孕妇就诊流程中存在的问题,提出改进办法,提高专科门诊的就诊率;广泛地扩大专科门诊和专科医生门诊时间的宣传力度;对非专科门诊进行宣传,建议转介专科门诊随诊;通过孕妇学校、健康宣传册、医院媒体等措施,提高对专科门诊的宣传,有望进一步提高对乙肝患者的精准化治疗和正确指导。每月专人统计专科门诊乙肝患者就诊人数。

在实施对策三后,肝病专科门诊、乙肝母婴阻断随访门诊、感染性疾病专科门诊、产七科普通门诊、产七专科医生门诊累计乙肝患者就诊人数占比由改善前的32.1%上升到改善后的43.3%。

(四)对策四:提高乙肝病毒携带孕妇的母婴阻断相关知识

病区规范个性化健康教育计划;语言通俗化,有利于患者家属理解;宣教形式多样化,制定健康教育手册;孕妇学校,向乙肝孕妇及其家属授课,普及乙肝相关知识及母婴阻断策略;通过微信群和互联网＋平台,给予乙肝患者线上咨询和就医指导。对住院乙肝孕产妇进行乙肝知识问卷调查。

在实施对策四后,住院乙肝感染者的乙肝相关知识知晓率由改善前的57.9％提高到改善后的88.6％。

十、效果确认

(一)有形成果

1.经过品管圈活动,查检发现乙肝高病毒载量孕妇口服抗病毒药物的治疗率由改善前的54.1％上升到改善后的57.8％,未达到目标值。

2.目标达成率16.3％,进步率6.8％。

3.申报课题2项,一级期刊发表论文1篇。

(二)无形成果

在品管圈活动中,圈员们的圈能力得到显著的提升,在QCC手法运用、团队合作精神、专业知识、沟通协调、活动信心、责任荣誉等方面有了明显的进步。

十一、标准化

本次圈活动制定了《乙肝高病毒载量孕妇口服抗病毒药物的标准化作业书(2019版)》(见图10-6)。

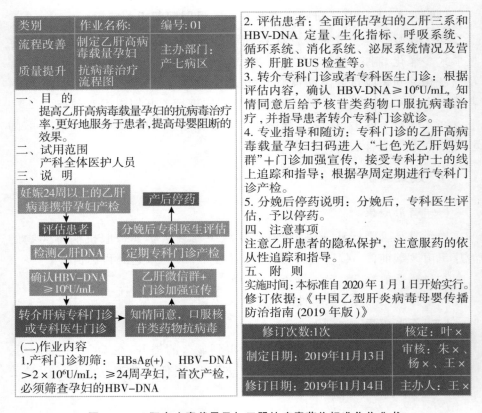

类别	作业名称:	编号: 01
流程改善	制定乙肝高病毒载量孕妇	主办部门: 产-七病区
质量提升	抗病毒治疗流程图	

一、目 的
提高乙肝高病毒载量孕妇的抗病毒治疗率,更好地服务于患者,提高母婴阻断的效果。

二、试用范围
产科全体医护人员

三、说 明

妊娠24周以上的乙肝病毒携带孕妇产检 → 产后停药
↓ ↑
评估患者 ← 分娩后专科医生评估
↓ ↑
检测乙肝DNA 定期专科门诊产检
↓ ↑
确认HBV-DNA ≥10⁶U/mL 乙肝微信群+门诊加强宣传
↓ ↑
转介肝病专科门诊或专科医生门诊 → 知情同意,口服核苷类药物抗病毒

(二)作业内容
1.产科门诊初筛: HBsAg(+)、HBV-DNA ＞2×10⁶U/mL;≥24周孕妇,首次产检,必须筛查孕妇的HBV-DNA

2. 评估患者: 全面评估孕妇的乙肝三系和HBV-DNA 定量、生化指标、呼吸系统、循环系统、消化系统、泌尿系统情况及营养、肝脏 BUS 检查等。

3. 转介专科门诊或者专科医生门诊: 根据评估内容,确认 HBV-DNA ≥10⁶U/mL,知情同意后给予核苷类药物口服抗病毒治疗,并指导患者转介专科门诊就诊。

4. 专业指导和随访: 专科门诊的乙肝高病毒载量孕妇扫码进入"七色光乙肝妈妈群"+门诊加强宣传,接受专科护士的线上追踪和指导;根据孕周定期进行专科门诊产检。

5. 分娩后停药说明: 分娩后,专科医生评估,予以停药。

四、注意事项
注意乙肝患者的隐私保护,注意服药的依从性追踪和指导。

五、附 则
实施时间:本标准自 2020 年 1 月 1 日开始实行。
修订依据:《中国乙型肝炎病毒母婴传播防治指南 (2019 年版)》

修订次数:1次	核定: 叶×
制定日期: 2019年11月13日	审核: 朱×、杨×、王×
修订日期: 2019年11月14日	主办人: 王×

图 10-6 乙肝高病毒载量孕妇口服抗病毒药物标准化作业书

十一、检讨与改进

回顾本期品管圈活动,圈员们在圈活动中有计划、有分工,目标明确,按时间管理有序推进,直观感受到成就感等。同时也存在不足,例如圈员的 QC 手法运用不足、部分乙肝孕妇对接受抗病毒药物仍然心存顾虑、部分非专科的医务人员乙肝母婴阻断知识薄弱等。以上问题仍然是目前消除母婴传播工作的难点。2020 年根据《中国乙型肝炎病毒母婴传播防治指南(2020版)》及时修订《乙肝高病毒载量孕妇口服抗病毒药物的标准化作业书》,实施提高乙肝专科就诊率及信息化手段加强管理等举措。当前,目标数据仍在持续监测中,乙肝高病毒载量孕妇口服抗病毒药物的治疗率正稳步提升。

参考文献

[1] Yang Y, Jin L He YL, et al. Hepatitis B virus infection in clustering of

infection in families with unfavorable prognoses in northwest China[J]. J Med Virol,2013，85(11):1893-1899.

[2] 中华医学会肝病学分会,中华医学会感染病学分会.慢性乙型肝炎防治指南(2015 更新版)[J].中华传染病杂志，2015，33(11):641-662.

[3] Pan CQ,Duan Z,Dai E,et al. Tenofovir to prevent hepatitis B transmission in mothers with high viral load[J]. N Engl J Med,2016，374(24):2324-2334.

[4] Han GR,Cao MK,Zhao W,et al. A prospective and open-label study for the efficacy and safety of telbivudine in pregnancy for the prevention of perinatal transmission of hepatitis B virus infection[J]. J Hepatol, 2011，55(6):1215-1221.

[5] WHO. 2016－2021 年全球卫生部门病毒性肝炎战略[OL]. https://www. who. int/hepatitis/strategy2016-2021/ghss-hep/zh/.

[6] 中华医学会肝病学分会,中华医学会感染病学分会.慢性乙型肝炎防治指南(2015 年更新版)[J].临床肝胆病杂志，2015，31(12): 1941-1960.

[7] 中国肝炎防治基金会.乙型肝炎母婴阻断临床管理流程[J].中华肝脏病杂志,2017,25(4):1214-1217.

[8] 中华医学会感染病学分会 GRADE 中国中心.中国乙型肝炎病毒母婴传播防治指南(2019 年版)[J]. 中华传染病杂志，2019,37(7): 388-396.

[9] The Pllar is Observatiory Collaborators. Global prevalence，treat-ment, and prevention of hepatitis B virus in fection in 2016：a modelling study [J]. Lancet Gastroenterol Hepatol，2018,3(6):383-403.

[10] Zheng H，Cui FQ，Wang FZ，et al. The epidemiology of hepatitis B virus infection in women of reproductive age in highly endemic areas in China[J]. J Viral Hepat,2018,25(1):88-96.

[11] Chen HL,Wen WH,Chang MH. Management of pregnant women and children：Focusing on preventing mother-to-infant transmission[J]. J Infect Dis,2017,216(Suppl 8):S785-S791.

[12] 中华医学会妇产科学分会产科学组,中华医学会围产医学分会. 乙型肝炎病毒母婴传播预防临床指南(2020)[J]. 中华妇产科杂志,2020，55(5): 291-299.

本案例由浙江大学医学院附属妇产科医院提供。
主要团队成员:叶玮琳、王红妍、王红萍、翁若鹏、许佳、章蒙蒙、朱晓军、王语晗、周亭妍、张永清、杨小福、王虹

案例十一

实施精准化管理，提高镇痛分娩率

一、团队概况

守护圈于 2020 年 3 月成立，有圈长 1 名、辅导员 1 名，共 9 名圈员组成，平均年龄为 31.8 岁，主要工作为进一步规范分娩镇痛技术操作，不断完善优化分娩镇痛管理和服务流程，提高医务人员及公众对分娩镇痛的认知度，在保障母婴安全的前提下，普及分娩镇痛，提高分娩镇痛率。活动目标是通过此次活动提高全院分娩镇痛服务意识及服务质量，让更多的妈妈在舒适安全的环境下迎接新生命的到来，享受天伦之乐。

二、选题背景

疼痛是人体"第五大生命体征"，分娩痛是许多女性一生可能经历的最剧烈疼痛之一。分娩痛能引起焦虑甚至抑郁，尤其产后抑郁严重威胁妇女健康及家庭和谐，这已成为公共健康问题，备受关注[1]。分娩痛不仅给产妇带来巨大生理痛苦，也给母婴造成一系列不良影响[2]。随着社会经济的发展，越来越多产妇要求实施分娩镇痛。因此，分娩镇痛的开展适应了这种人性化医疗服务的需求，是当代舒适化医疗服务的体现，也是优生医学发展的必然要求。同时，分娩镇痛也成为保障围产期母婴安全、降低社会因素剖宫产率、优化社会医疗资源的重要措施。目前，西方发达国家的分娩镇痛率已高达到 85%～95%，自然分娩期间接受镇痛服务已经成为一种常态[3]。

早在 21 世纪初，嘉兴市妇幼保健院就高度重视分娩镇痛工作的开展。2004 年，麻醉科在医院领导的支持下，与产科和新生儿科协作，开展了规范化硬膜外分娩镇痛服务，成为浙江省内第一家提供常规化分娩镇痛服务的医疗单位。2013 年开始，在产房配置了专职麻醉医师以提供 24 小时全天候产科镇痛服务，这也是省内最早的在产房设置专职麻醉医师的医院之一。

2019年,嘉兴市妇幼保健院被列入第一批国家分娩镇痛医院名单,同年被评为全国优秀示范医院。但2019年之后,医院分娩镇痛率一直未有明显提高。此外,国家卫健委发布的《关于开展分娩镇痛试点工作的通知》(国卫医发〔2018〕21号)要求各级医院要加强产科麻醉和分娩镇痛工作的开展和质量的持续提高,这显示了国家层面对分娩镇痛工作开展的重视程度。

三、主题选定

根据医院质量管理过程中的薄弱环节和存在的问题,圈员们通过头脑风暴提出了五个备选主题,通过对上级政策、重要性、可行性、迫切性四个方面进行评价打分,将得分最高的主题确定为本次活动的主题——实施精准化管理,提高镇痛分娩率。

分娩镇痛(labor analgesia):是指在产程中运用一系列方法,帮助孕妇减轻或缓解疼痛。分娩镇痛方法包括非药物性镇痛和药物性镇痛两种。

精准化管理(delicacy management):是一种理念,是一种文化,是社会分工精细化和服务质量精细化对现代管理的必然要求。

通过主题类型判定表,得出本期的活动主题类型为问题解决型。

衡量指标:无痛分娩率

计算方法:

无痛分娩率(%)=(无痛分娩总数-无痛转剖宫产数)/(经阴道自然分娩产妇数)×100%

四、活动计划拟订

圈员们拟订了活动计划并绘制了甘特图(见图11-1)。

五、现状把握

(一)分娩镇痛工作流程

椎管内分娩镇痛实施流程见图11-2,分娩镇痛不全实施流程见图11-3。

项目	3月				4月				5月				6月				7月				8月				负责人
	第1周	第2周	第3周	第4周	第1周	第2周	第3周	第4周	第1周	第2周	第3周	第4周	第1周	第2周	第3周	第4周	第1周	第2周	第3周	第4周	第1周	第2周	第3周	第4周	
小组组成	…—	…—																							钱×
主题确定			…—																						夏×
计划拟订				…—	…—																				全体圈员
现状把握						…—	…—	…—																	钱×
目标设定								…—																	全体圈员
解析									…—																钱×
拟定对策									…—	…—															全体圈员
实施对策											…—	…—	…—	…—	…—	…—	…—	…—							全体圈员
效果评价																			…—						吴×
检讨与改进																				…—					邓×
标准化																						…—			夏×
成果发展																							…—		全体圈员

注：…表示计划线；—表示实施线

图 11-1　活动计划甘特图

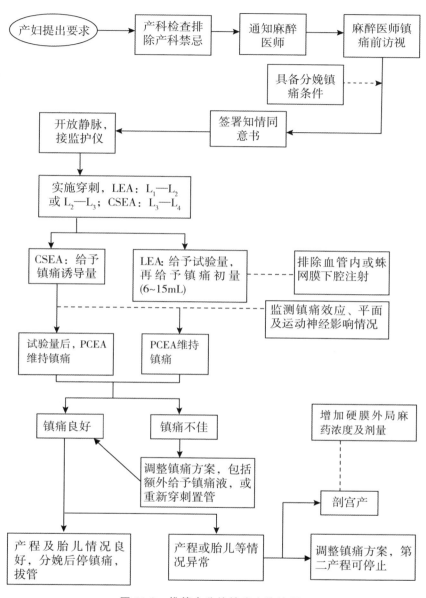

图 11-2 椎管内分娩镇痛实施流程

注:CSEA,combined spinal and epidural anesthesia,腰-硬联合神经阻滞;LEA,labor epidural analgesia,分娩时硬膜外镇痛;PCEA,patient controlled epidural analgesia,患者自控硬膜外镇痛。

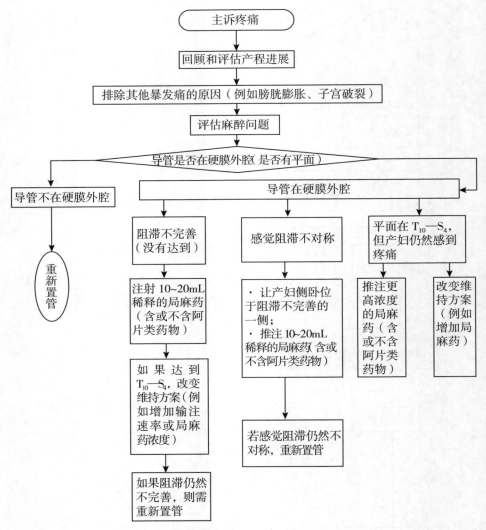

图 11-3　分娩镇痛不全实施流程

（二）数据收集结果

1. 样本收集

（1）2010—2019 年医院开展分娩镇痛的数据汇总见图 11-4。自 2010 年开展分娩镇痛工作以来，分娩镇痛的绝对数量和占自然分娩的比率逐年增加。2019 年实施的分娩镇痛率为 79.36%，2018 年为 78.4%，分娩镇痛率提高困难。大部分未实施分娩镇痛的是经产妇。

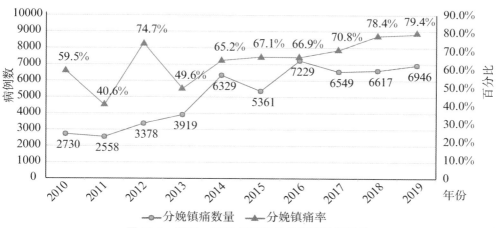

图 11-4　2010—2019 年开展分娩镇痛数据汇总

（2）2020 年 3 月 1—15 日对经产妇进行问卷调查,共发放问卷 110 份,收回有效问卷 100 份。在经产妇分娩镇痛率低的原因中,产妇及家属对镇痛分娩的意愿占 42%,麻醉医师配备不足占 38%,产科异常情况占 23%,禁忌指征占 17%,经济因素占 10%（见图 11-5）,这些因素在很大程度上制约了无痛分娩的开展和普及。可见,最需要改善的是产妇及家属对分娩镇痛的认知程度、麻醉医师配备不足的情况。

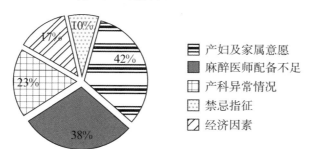

图 11-5　经产妇分娩镇痛率低的原因分析饼图

2.改善前柏拉图

根据"80/20"法则,将宣传力度、产程进展时机掌握、人员配置、麻醉干预等作为本次改善的重点（见图 11-6）。

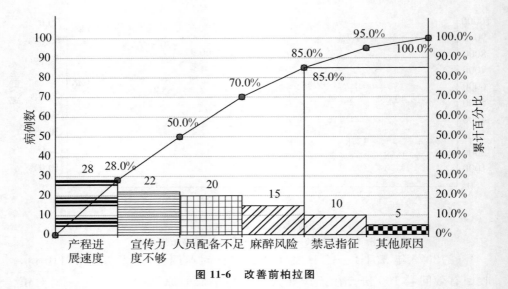

图 11-6 改善前柏拉图

六、目标设定

2019 年改善前总的分娩镇痛率为 79.4％,其中初产妇分娩镇痛率为 94.11％,经产妇分娩镇痛率为 47％。根据目标值计算公式:目标值＝现况值 ＋(1−现况值)×圈能力 ×改善重点,将经产妇的分娩镇痛率目标值设定为 72.44％。

七、解 析

(一)特性要因图

影响分娩镇痛率的原因分析见图 11-7。

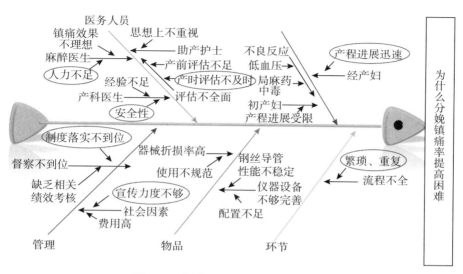

图 11-7 影响分娩镇痛率的原因分析

(二)真因验证

经产妇无痛分娩率难提高真因验证查检汇总见表 11-1。

表 11-1 经产妇无痛分娩率难提高真因验证查检汇总表(2020 年 3 月 1—15 日)

检查项目	未实施(例)	未实施率	累计百分比
宣传力度不够	28	28%	28%
产程时机	22	22%	50%
人员配置不足	20	20%	70%
麻醉干预措施	15	15%	85%
禁忌指征	10	10%	95%
其他原因	5	5%	100%
合计	100		

八、对策拟定

全体圈员根据原因分析提出相应的对策,通过对策拟定评分表从可行性、圈能力、效益性选取对策措施。评价方式:最高分,5 分;普通,3 分;最低分,1 分。圈员共 9 人,总分 135 分。以"80/20"法则,108 分以上为实行对策,共选出四个对策(见表 11-2)。

对策一:加大宣传力度,探索精准服务模式,实现被动服务理念向主动服务理念的转变。

对策二:建立镇痛分娩服务的精准化管理,打造多模式服务理念,提升产妇分娩舒适度,降低剖宫产率。

对策三:运用精准的服务资源配置和有效的服务手段,实现服务功能价值的最大化。

对策四:不断完善信息系统建设,逐步实现临床业务、患者服务、医联体等信息化全面覆盖。

表 11-2 对策方案选定表

问题	原因分析	对策方案	评价					负责人
			可行性	圈能力	效益性	得分	采用	
如何提高镇痛分娩率	医护、产妇对镇痛分娩服务理念转变,宣传力度不足	1. 相关人员认识转变服务观念的重要性,由传统的功能型向服务型方向转变	45	39	45	129	是	钱×
		2. 探索精准服务模式,打造服务品牌,提升业内竞争力	36	37	45	118	是	
		3. 对孕产妇及家属开展分娩镇痛服务的全方位宣教,实现服务理念的广泛覆盖	37	37	41	115	是	
	缺乏镇痛分娩服务的精准化管理	1. 打造多模式全产程分娩镇痛服务	45	39	37	121	是	夏×
		2. 设计个体化镇痛服务模式	45	37	41	123	是	
		3. 完善镇痛分娩的制度,优化管理及流程	45	41	31	117	是	
		4. 不断学习更新分娩镇痛相关知识,提高镇痛服务水平	37	31	41	109	是	
	镇痛分娩服务资源配置不足	1. 运用精准有效的资源配置和优质的服务手段,实现服务功能价值的最大化	45	39	31	115	是	钱×
		2. 配置1~2名专职人员	23	27	21	71	否	
	缺乏分娩镇痛信息化系统的建设	1. 树立正确观念,充分认识信息化的重要性	27	31	37	95	否	吴×
		2. 创造开发式的终端服务平台,实时调整	41	27	37	105	否	
		3. 设定工作标准,规范信息传输和共享行为	45	43	39	127	是	

九、对策实施

（一）对策一：加大宣传力度，探索精准服务模式，实现被动服务理念向主动服务理念的转变

1. 通过调查满意度和实时的反馈意见，及时调整服务方法，做到有所呼、有所应。

2. 举办相应的主题宣传活动，与国内外专家学者交流和学习。

3. 进行全方位宣教，包括：开展产前多模式、多渠道、针对不同人群的分层次宣传；开设孕妇学校，传授无痛分娩知识，为产妇答疑解惑；在电台、电视台传播相关知识；参与公益活动，宣传分娩镇痛知识。

4. 制定分娩镇痛宣传手册，发放给每个来院产妇；制作宣传活动板放置在产科门诊及产科病房；制作宣传片，通过互联网普及宣传无痛分娩相关知识。

在落实该方策群组后，相关人员对镇痛分娩的重视度提高，分娩镇痛宣传力度大大增加，无痛分娩宣教率由 79.61% 提升至 98.05%，越来越多的产妇及家属了解并愿意接受分娩镇痛。

（二）对策二：建立镇痛分娩服务的精准化管理，打造多模式服务理念，提升产妇分娩舒适度，降低剖宫产率

1. 打造多模式全产程分娩镇痛服务，由麻醉科医师主导，产科、新生儿科医师共同参与全产程的模式，多学科合作，为产妇及胎儿保驾护航。

2. 设计全产程优化镇痛模式，开展第一产程潜伏期＋活跃期多模式镇痛，第二产程硬膜外持续镇痛，产后多模式镇痛。

3. 完善镇痛分娩制度，针对不同人群制定相关流程，实现更人性化服务。

4. 与国际接轨，参与"无痛分娩中国行"活动，成为浙江"现代产房"暨无痛分娩培训中心，学习国内外的领先技术及知识，进一步提升和优化无痛分娩的管理和服务。

在落实该方策群组后，产程进展快而未进行无痛分娩的人数由 208 人降至 109 人，成为浙江省唯一一家国家卫健委分娩镇痛"2019 年度优秀试点医院"。

(三)对策三:运用精准的服务资源配置和有效的服务手段,实现服务功能价值的最大化

1.加强医务人员培训,制订有关镇痛分娩的流程计划,内容包括分娩镇痛禁忌证、适应证、注意事项等。

2.麻醉护士入住产房,协助麻醉医师加强宣教、巡视产妇情况,提高麻醉医师工作质量和效率。

3.更换钢丝导管及脉冲泵,改善镇痛药物单一模式,多种搭配选择,做到个体化模式用药,产妇自控模式给药,提高镇痛质量,完善镇痛效果。

4.改良分娩镇痛技术,优化镇痛效果。

5.人员排班弹性化。

在落实该方策群组后,麻醉效果得到显著提升,产妇满意度大大提高,由原来的 85.3% 上升至 96.17%;人员优化后,麻醉效率和质量得到稳步提升。

(四)对策四:不断完善信息系统建设,逐步实现临床业务、患者服务、医联体等信息化全面覆盖

1.24 小时配备专业工程师解决信息化疑难问题。

2.优化麻醉电子系统可自动采集病人处方系统,提高效率。

3.医院引进联众系统,电子病历提取高效便捷。

4.设定胎心监护系统,24 小时监护,安全便捷。

5.创造开放式的终端服务平台,实现服务情感价值的最大化。

在落实该方策群组后,信息化使工作变得便捷,效率明显提升;并且可随时观察胎心监护情况,安全无忧。

十、效果确认

(一)有形成果

各项措施落实后,经产妇的分娩镇痛率提高到 73%,目标达成。

1.目标达标率

$$目标达标率=(改善后-改善前)/(目标值-改善前)×100\%$$
$$=(73\%-47\%)÷(72.44\%-47\%)$$
$$=102.2\%$$

2.进步率

$$进步率=[(73\%-47\%)÷47\%]=55.32\%$$

3.科研成果

通过此次 QCC 活动,不断查阅文献资料和改进工作,积极开展分娩镇痛相关的科研活动。至今已发表多篇与分娩镇痛有关的学术论文(其中包括 SCI 论文 2 篇),开展院级新技术 2 项(改良产钳助产技术;改良瘢痕子宫阴道试产风险评估模型在改善母胎临床结局的研究),并提出许多观点和方法,有些也是在国内外首次提出,例如硬膜外加入小剂量地塞米松减少硬膜外分娩镇痛后产妇发热(国内外首次报道)、大鼠宫颈扩张内脏痛模型(国内首家建立),扩大和提高了我院的学术影响力。

(二)无形成果

经过本次品管圈活动,圈员从品管手法、团队精神、责任心、沟通能力、解决问题能力、责任荣誉等六个方面均有不同程度的提高。

(三)附加效益

2018 年,医院成为省内首批现代产房三级(暨无痛分娩培训中心)。2019 年,被列入第一批国家分娩镇痛医院名单,同年被评为全国优秀示范医院,还获得了"现代高级产房"资格认证,成为浙江妇儿麻醉联盟成员单位。

多次受到其他地区医院的邀请,派员去推广和宣传分娩镇痛工作,提高了医院分娩镇痛工作的影响力。在嘉兴市五县二区,更是积极帮助推广和指导分娩镇痛工作。目前,嘉兴市所有具备产科接生服务的二级医疗单位都已能开展分娩镇痛工作。

十一、标准化

活动过程中,修订改进《椎管内分娩镇痛实施制度》,将制度流程标准化,方便指导日常工作,实施精准化管理,提高镇痛分娩率。

十二、检讨与改进

品管圈活动让我们的团队更有凝聚力。品管圈教我们如何理解团队,如何发挥集体的优势去解决问题,如何在团队中出色地做好自己的角色,一个人的力量也许存在诸多局限,但团队的力量是巨大的。今后应让病人、医生、护士一起参与,合理评估圈能力,充分调动圈员的积极性、发挥医生的积极性,加强对品管圈工具的使用,将影响的因素研究得再深入和广泛些,更严格确实保持各项政策的实施,继续维持现有成绩,并逐步完善各项措施。

参考文献

［1］ Hawkins JL. Epidural analgesia for labor and delivery［J］. Obstetric Anesthesia Digest,2011,31(2):73-74.

［2］ Wong CA. Neuraxial labor analgesia:does it influence the outcomes of labor? ［J］. Anesth Analg, 2017, 124(5):1389-1391.

［3］ Lim G，Levine MD，Mascha EJ , et al. Labor pain，analgesia，and postpartum depression: are we asking the right questions? ［J］. Obstetric Anesthesia Digest，2020，130(3):610-614.

本案例由嘉兴市妇幼保健院提供。

主要团队成员:钱晶、夏丰、邓佳丽、赵艳萍、张黎芳、黄云珠、薛丽丽、吴红艳、徐旭娜

案例十二

持续提高全院病案归档率

一、项目背景

病案归档是指将医师书写完成的病历由病房归档至病案室,是整个病案管理的第一个环节,病案的整理、编码和质控均建立在此基础之上。病案归档若不及时,将影响病案的查阅、借阅、复印、鉴定、编码、统计、考核,甚至对医疗质量管理和学科建设造成严重影响。因此,提高病案归档率不仅是医院等级评审的需要,更是医院降低医疗风险的需要。

二、存在问题(F)

随着疾病诊断相关分组(diagnosis related groups,DRG)绩效及医保DRG的实施,病案及时归档和数据及时提交至关重要。宁波市妇幼保健院是一家三级甲等妇幼保健院,月平均出院病案约6000份,而病案归档率低下一直是医院病案质量管理的难点。2018年底,宁波市病历管理质量控制中心来医院行年底质控检查,发现住院病历3日归档率低于20%,责令改正。

三、成立改进小组(O)

为提高病案归档及时率,病案统计科联合质控科与信息科组成了品质改善小组,小组成员均为科室业务骨干,平均年龄大于35岁,具有丰富的工作经验,有较强的解决问题能力和协调能力,并以等级医院评审相关要点为改进目标。

四、明确现行流程和规范(C)

(一)现状调查

回顾性分析 2018 年 9 月、11 月及 12 月三个月全院各科病案归档数据(10 月份由于国庆、中秋长假,归档率难以与常规月份对比,故不纳入)。现状如下:

1. 全院 3 日及 7 日归档率均未达标(见表 12-1)。

表 12-1　全院病案归档统计表

日期	出院人数	归档日				归档率		
		最短天数	最长天数	平均天数	标准差	3 日	5 日	7 日
2018 年 9 月	5283	3	27	9.48	3.74	13.50%	35.43%	57.16%
2018 年 11 月	5791	2	29	8.73	3.44	17.60%	42.58%	65.34%
2018 年 12 月	5682	2	34	8.58	3.15	16.97%	42.87%	67.28%

(1)在各专科中,外科平均归档日最长,北院 3 日及 7 日归档率明显低于其他专科,应用 SPSS(22.0)统计软件进行 Person 卡方检验,差异具有统计学意义($P < 0.01$)(见图 12-1)。

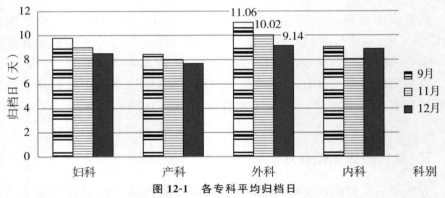

图 12-1　各专科平均归档日

(2)北院平均归档日长于南院,北院 3 日及 7 日归档率均低于南院($P < 0.01$)(见图 12-2 至图 12-4)。

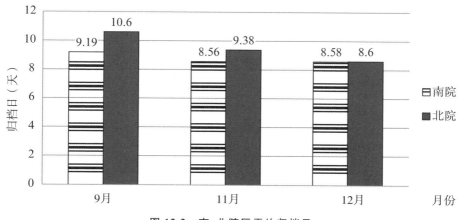

图 12-2　南、北院区平均归档日

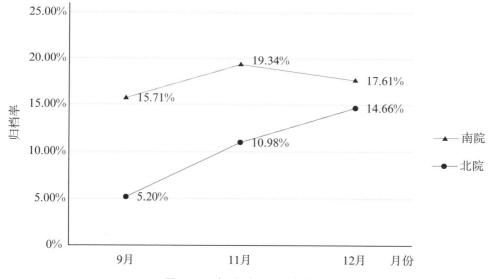

图 12-3　南、北院区 3 日归档率

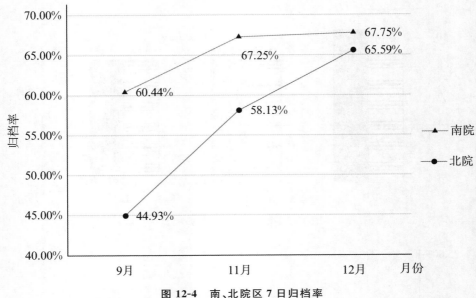

图 12-4　南、北院区 7 日归档率

（3）内科各科中，各 ICU 科室（包 MICU、NICU、PICU）的平均归档日明显长于其他内科（$P<0.01$）（见图 12-5）。

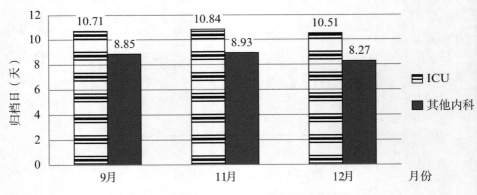

图 12-5　内科平均归档日（ICU vs 其他内科）

（4）转科病房产二科（产后 VIP 病房，均为转科患者）的平均归档日明显长于产科整体平均归档日（$P<0.01$）（见图 12-6）。

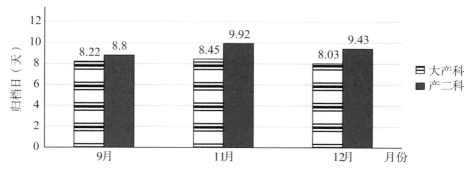

图 12-6　平均归档日比较(大产科 vs 产二科)

2.病历堆积杂乱无章。科室病历成堆放置,杂乱无章。为赶月度报表,病历大量收到病案科,病历缺页、缺项、错项等现象普遍,导致无法归档,堆积一旁等待临床医生护士补充完善,部分退回科室修改,既增加病案人员及临床医护人员的工作量,又增加病案丢失的风险。对 2018 年 12 月份的调查显示,收到病案室的病历中,77.03%需要补充修改,38.42%需要退回科室修改(见表 12-2)。

表 12-2　2018 年 12 月病案室需补充修改病历统计表

出院人数	问题病历		退回病历	
	数量	比率	数量	占比
5682	4377	77.03%	2183	38.42%

(二)目标设定

以等级医院评审要求为终极目标,结合医院现状,分两步完成整改计划。第一轮整改目标为:住院病历 3 日归档率达 70%,7 日归档率达 90%,计划历时半年。

病历归档时间=病案室收病历日期-患者出院日期

3 日归档率=3 日内归档病历数/出院病历数

7 日归档率=7 日内归档病历率/出院病历数

(注:归档时间仅指工作日,不含节假日)

五、原因分析(U)

(一)病案归档流程图(见图 12-7)

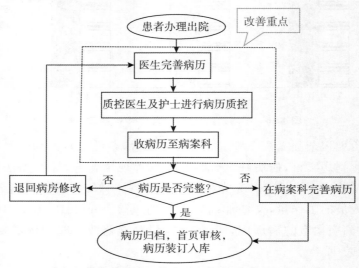

图 12-7　病案归档流程图

(二)鱼骨图(见图 12-8)

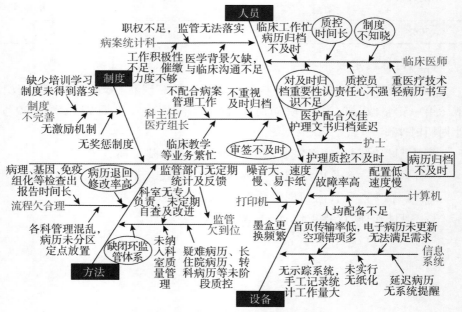

图 12-8　病案归档不及时原因鱼骨图

主要原因有:①对病案归档率重要性认识不足;②病历书写审签不及时;③监管体系不到位;④病历退回修改率高;⑤制度不知晓;⑥病历质控时间长;⑦其他。并设置查检表,对 2018 年 12 月归档时间超过 15 天的病历(共 182 份)进行原因分析。查检表由该病历质控医生填写。

(三)整改方面

根据"80/20"法则,本次整改主要针对三个方面:①对病历书写审签不及时;②质控时间长;③缺闭环监管体系。改善前柏拉图见图 12-9。

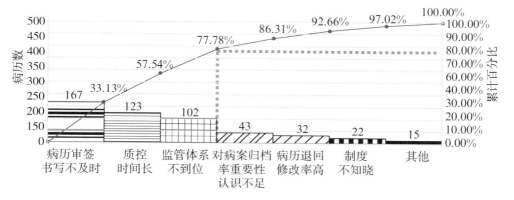

图 12-9 改善前柏拉图

六、选择改进方案(S)(见表 12-3)

表 12-3 改善措施与计划

改善点	措施	负责人	时限
病历书写审签不及时	提高临床科室对病历及时归档的重视度	朱×	2019 年 3 月
	制订与落实奖罚条例	张×	2019 年 3 月
	落实外出人员审签规定	张×	2019 年 3 月
	便捷特殊科室人员审签	张×	2019 年 3 月
质控时间长	加强运行病历质控并贯彻落实病历书写奖罚制度	陈×	2019 年 3 月
	电子病历系统嵌入信息化质控	张×	2019 年 4 月
	针对长时间检验项目,制订特殊规定	朱×	2019 年 3 月
	落实转科病历质控规定	张×	2019 年 3 月
	病案室拒收未质控病历	朱×	2019 年 3 月

续表

改善点	措施	负责人	时限
缺闭环监管体系	科室指派专人负责,纳入科室质量管理	张×	2019 年 3 月
	病案人员积极催缴延迟归档的病历	王×	2019 年 3 月
	病案科每月统计归档率,归档速度特别慢的科室予以内网公示,数据提交质控科	朱×	2019 年 4 月
	质控科反馈到科室整改	傅×	2019 年 4 月

七、计划(P)

质量改进小组成员制作了活动计划甘特图(见图 12-10)。

八、实施(D)

(一)病历审签不及时之对策

1. 多维度强调病历及时归档重要性

(1)通过行政查房,使科主任重视病历归档并传达到科室。

(2)通过奖罚机制激励全体医护人员。

(3)通过内网通知病历归档要求,并公示归档情况特别差的科室。

(4)通过质控科反馈责令改进并追踪改善效果。

2. 制订与落实奖惩条例

(1)2019 年 3 月 16 日,医务科发布《病历归档奖罚条例》,对超过 7 日未完整上缴病历的,缴扣每天每份 10 元;超过 10 日未完整上缴病历的,缴扣每天每份 20 元;3 日内即能归档的病历,奖励 20 元一份,其中医生奖励 14 元,护士奖励 6 元。

(2)质控科每月抽查各科归档病历 2 份,医师未审签的每次扣 50 元,上不封顶,内网公示。

3. 落实外出人员审签规定

《医院病案管理制度》规定,由于医生出差、开会等原因未签名的,病历需装订上缴,签名在上班后 7 天内在病案室完成。

4. 便捷特殊科室人员审签

病案室指定区域暂时放置特殊病历:麻醉科、影像科等需修补病程或审签的,可暂存病案室归档(标记人员及修正内容),通知相关人员前往病案室补充。

活动项目	2019年1月 1周	2周	3周	4周	2019年2月 1周	2周	3周	4周	2019年3月 1周	2周	3周	4周	2019年4月 1周	2周	3周	4周	2019年5月 1周	2周	3周	4周	2019年6月 1周	2周	3周	4周	负责人
主题选定	┆┆—																								朱×
活动计划拟订		┆┆—																							王×
现状把握			┆┆—	┆┆—																					张×
目标设定					┆┆—																				张×
解析						┆┆—																			傅×
对策拟定							┆┆—	┆┆—																	陈×
对策实施与检讨									┆┆—	┆┆—	┆┆—	┆┆—	┆┆—	┆┆—	┆┆—	┆┆—	┆┆—	┆┆—	┆┆—	┆┆—					王×
效果确认																					┆┆—	┆┆—	┆┆—		傅×
检讨与改进																								┆┆—	朱×

图12-10 活动计划甘特图

注：……表示计划线；—表示实施线

(二)病历书写、质控时间长之对策

1.加强运行病历质控并贯彻落实病历书写奖罚制度,按照浙江省病历书写要求,严查入院记录、首次病程录、手术记录、三级查房记录等完成时间,杜绝写回忆录,情节严重或乙级病历每份扣罚 1000 元,并对扣罚病历的科室、住院号、首页各级签字医生姓名及存在问题在内网公示。

2.电子病历系统嵌入信息化质控,配合质控科规范病历书写持续改进,信息科在电子病历嵌入时间节点提醒与限制,确保各项病历书写按时完成。

3.针对基因、免疫组化、病理等检验时间长和出报告晚的问题,先收病历至病案科归档,统一放置。出报告后,临床医生将报告放置至病历中,并补充病程记录和首页,修正诊断等。

4.患者转科前,转出科室需对病历进行质控。整本转科病历最终由出院科室质控,转出科室相关病历若仍有不完善之处,转入科室需催促转出科室修正补充,该病历若涉及奖罚仅针对出院科室进行。

5.为提高质控医生质控效率,配合质控科贯彻十八项核心制度之规范病历书写质量,在落实病案归档奖惩制度后,病案室拒绝提前收缴未质控病历。

(三)缺闭环监管体系之对策

1.科室指派专人负责病历归档,纳入科室质量管理

(1)科室指派专人负责病历归档,病历质控员可兼管,纳入科室质量管理。

(2)定点分区放置未质控病历、质控中有缺项病历、已完成并装订病历等,标识清晰。

(3)建立归档率台账,每月进行科内持续改进。

(4)严格病历质控,避免退回。院级质控员对科级质控员进行培训,科室对质控员每月给予适当补贴。

2.病案科积极催缴延迟归档病历

病案科工作人员每日根据出院报表通过现场催促、电话联系、微信群留言等形式对超过 7 日未归档病历进行催缴;超过 10 日未归档由病案科科长通知相关科室科主任。

3.病案科统计公示归档情况

病案科每月 15 日前统计归档率,包括全院及各病区 3 日归档率、7 日归

档率,内网公示超过 10 日归档病历。数据提交质控科。

4.质控科反馈到科室整改

对于超过 10 日归档病历,质控科下发反馈表至科室,由科主任填写反馈表,进行原因分析与持续改进,从而形成闭环管理(见图 12-11)。

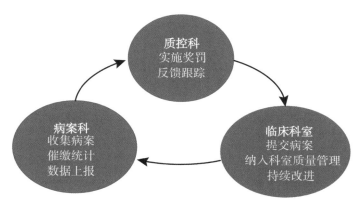

图 12-11 病案归档闭环管理图

九、效果确认(C)

经过半年的持续改进,在病案统计科、质控科、临床各科的全力配合下,医院提高病案归档率的改进措施成效显著。

全院病历 3 日归档率及 7 日归档率明显提升:2019 年 5 月,病历 3 日归档率达 70% 以上,7 日归档率达 90% 以上。对比 2019 年 2 月(改善前)与 2019 年 6 月(改善后)全院病历归档率,改进明显,差异具有统计学意义($P < 0.01$)(见图 12-12 和图 12-13)。

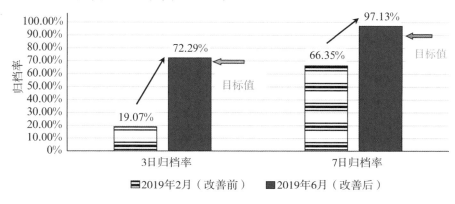

图 12-12 改善前后全院病历归档率

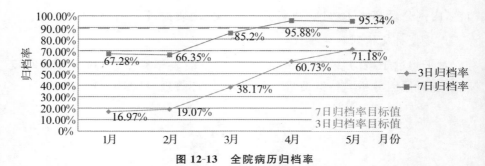

图 12-13　全院病历归档率

病案统计科及各科室环境大幅改善,改善前杂乱无章的地毯式摆放彻底整改。退回病历数也大幅度减少,鲜少见未质控病历(见图 12-14)。

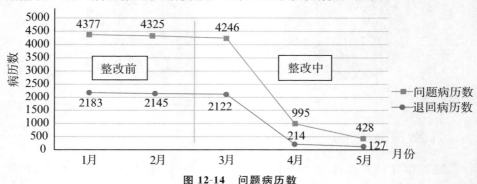

图 12-14　问题病历数

改进小组成员们在改进手法、沟通协调能力、团队凝聚力、责任心、积极性、荣誉感等方面都得到了显著提升。通过降低病历归档率,不仅病历书写的及时性、完整性和准确性提升了,而且患者病历复印满意度也得到了提高,未出现因病历未归档而发生的投诉事件。

十、处置(A)

通过本次 PDCA,初步目标达成,效果维持良好。但 3 日归档率仍未达等级医院评审要求,遂于 2019 年 8—11 月开展第二轮持续改进。历经 4 个月,如期达成 3 日归档率高于 90% 的目标;归档流程纳入标准化,效果维持至今已有 2 年余。随着信息化无纸化时代的到来,下一步整改重点将是全面改进电子病历的电子归档问题。

本案例由宁波市妇幼保健院提供。
主要团队成员:朱亚飞、张仕铜、陈钧、张佳莹、傅君、潘晓芬、王英、陈敏。

案例十三

降低妇科择期手术患者低体温的发生率

一、团队概况

爱护圈于 2020 年 3 月由手术室成立，由圈长 1 名、辅导员 1 名、圈员 7 名，共 9 名成员组成，主要工作为施行手术治疗，提供完善、高效率的手术服务。

二、选题背景

核心体温是指人体血液和深部器官的温度，人体核心体温正常范围为 36.5～37.5℃。围手术期低体温（perioperative hypothermia）指围手术期各种原因导致机体核心体温<36℃[1]，又称为围手术期意外低体温。有研究[2]指出，手术患者低体温发生率高达 60%～90%。影响体温调节的危险因素主要包括患者麻醉因素、自身因素、手术因素、环境因素等。围手术期低体温可诱发机体红细胞形态改变，正常凝血功能受影响；促使血小板和各种凝血因子计数减少，功能降低，凝血物质的生物活性也相应减弱，机体凝血功能必然受到抑制，出血时间可延长 5～7 倍；可增加术中与术后的渗血量及腹腔引流量；还可能诱发多种并发症，例如降低患者对手术切口感染的抵御能力、诱发寒战、致使机体耗氧量增加、心肌细胞血供不足及血流动力学改变等[3]。手术时室温过低、覆盖不足及其他导致手术过度热量损失的因素（如给予室温的静脉液体和冲洗液、皮肤消毒液的蒸发等），导致患者出现非计划的低体温。目前，临床工作中并未对所有手术患者进行围手术期体温监测，对患者的围手术期体温保护多由经验主导，围手术期的体温保护多限于被动保温，主动保温措施尚未普及[4]。同时，国内现有的预防措施多为经验总结，局限在术中温度管理方面，缺乏对高危患者在术前风险评估、术中监测频率方法、培训管理等方面的证据[5]。

三、主题选定

圈员们通过头脑风暴提出了六个备选主题,根据被选主题的迫切性、可行性、重要性、圈能力、上级政策 5 个项目,以"最低 1 分、普通 3 分、最高 5 分"逐项评分进行主题选定。第一顺位"降低妇科择期手术患者低体温的发生率"成为本期活动主题。

临床上,将身体核心温度（体核温度)低于 36℃ 称为低体温。

通过主题类型判定,得出本期活动的主题类型为问题解决型。

衡量指标:妇科择期手术患者低体温发生率。

计算方法:

妇科择期手术患者低体温发生率＝妇科择期手术低体温发生人数÷同
期妇科择期手术总人数×100％

四、活动计划拟订

圈员们拟订了活动计划并绘制了甘特图（见图 13-1)。

活动项目	3月3周	3月4周	4月1周	4月2周	4月3周	4月4周	5月1周	5月2周	5月3周	5月4周	6月1周	6月2周	6月3周	6月4周	7月1周	7月2周	7月3周	7月4周	7月5周	8月1周	8月2周	8月3周	8月4周	9月1周	9月2周	9月3周	9月4周	负责人
1.主题选定	…—	…—																										杨×
2.活动计划拟订		…—																										马×
3.现状把握			…—	…—	…—	…—																						黄×
4.目标设定							…—																					马×
5.解析								…—																				吴×
6.对策拟定									…—																			沈×
7.对策实施与检讨											…—	…—	…—	…—	…—	…—	…—	…—	…—	…—	…—							吴×
8.效果确认																						…—	…—					邱×
9.标准化																								…—	…—			黄×
10.检讨及改进																										…—		陆×
资料整理及发表																											…—	沈×

图13-1 活动计划甘特图

注：……表示计划线；—表示实施线

157

五、现状把握

(一)现状工作流程

妇科择期手术患者体温监测流程见图 13-2。

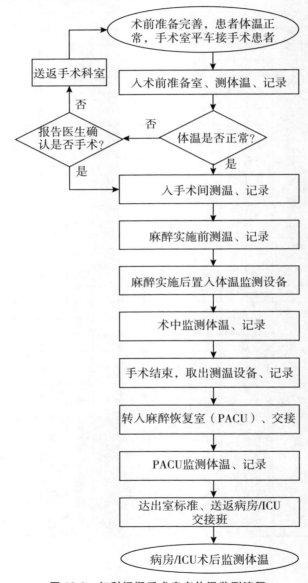

图 13-2 妇科择期手术患者体温监测流程

（二）数据收集结果

1.现状调查

（1）2020 年 4 月 1—30 日，全体圈员对手术室、麻醉科、妇科等各手术相关科室进行现场调查，共调查 370 人，其中发生低体温的有 55 人，低体温发生率为 14.86％。

（2）数据分析表见表 13-1。

表 13-1 现状调查数据统计表

手术患者低体温发生时间（T）	出现低体温人数	百分比（%）	累计百分比（%）
1 小时≤T<2 小时	40	72.73%	72.73%
2 小时≤T<3 小时	11	20.00%	92.73%
出手术间	2	3.63%	96.36%
T<1 小时	1	1.82%	98.18%
T≥3 小时	1	1.82%	100.00%
合计	55	100.00%	

2.改善前柏拉图

改善前柏拉图见图 13-3。

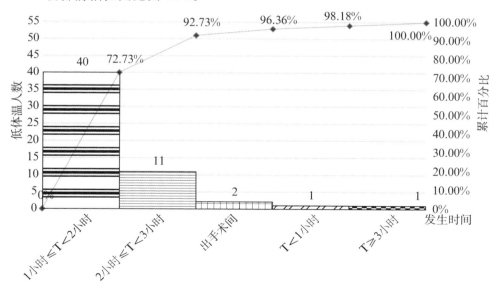

图 13-3 改善前柏拉图

数据表明,手术时长在"1 小时<T≤2 小时"出现低体温的患者人数占手术患者低体温发生总人数的 72.73%,根据"80/20"法则,将改善重点定为"在手术 1 小时<T≤2 小时出现低体温的手术患者"。

六、目标设定

根据目标值计算公式,目标值=现况值-(现况值×改善重点×圈能力),将妇科择期手术患者低体温发生率的目标值设定为 6.45%。

七、解析

(一)特性要因图

患者手术后发生低体温的原因分析见图 13-4。

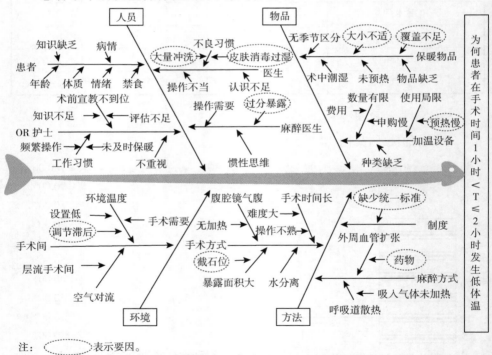

注: ⬭ 表示要因。

图 13-4 患者手术后发生低体温的原因分析

(二)特性要因评价结果

9 名圈员应用特性要因评价表(见表 13-2)对要因进行打分,根据"80/20"法则,将评分≥36 分的选定为要因。

表 13-2　特性要因评价表

编号	特性要因中的原因		圈员1	圈员2	圈员3	圈员4	圈员5	圈员6	圈员7	圈员8	圈员9	合计
	中原因	小原因										
1	患者自身因素	年龄	5	5	3	3	5	3	3	3	3	33
2		体质	3	3	3	5	1	3	3	3	1	25
3		情绪	3	3	3	3	3	3	1	1	3	23
4	患者疾病因素	知识缺乏	3	3	3	5	1	3	1	3	1	23
5		禁食	5	3	5	3	3	3	3	3	5	33
6		疾病影响	3	3	3	3	3	3	3	3	3	27
7	OR 护士宣教不足	知识缺乏	3	1	3	3	5	3	3	5	3	29
8		评估不足	3	3	3	3	5	1	3	5	3	29
9		术前宣教不到位	3	3	3	3	5	5	1	3	3	29
10		不重视	3	1	1	5	3	3	3	3	3	25
11	OR 护士术前护理操作	护理操作频繁	1	3	3	3	3	3	3	3	1	23
12		未及时保暖	5	5	3	3	5	3	3	5	5	37
13		过分暴露	3	3	1	3	3	1	3	5	5	27
14	麻醉医生工作习惯	麻醉操作需要	1	3	3	5	3	3	1	3	3	25
15		操作后未及时盖被	3	3	3	3	3	5	5	3	5	33
16		过分暴露	5	3	3	5	5	5	5	3	5	39
17		惯性思维(觉得是护士的职责)	5	3	1	3	1	5	1	3	1	23
18	手术医生操作不当	大量冲洗	5	3	5	5	3	5	3	5	5	39
19		使用消毒液过多过湿	5	5	3	5	5	5	3	5	5	41
20		知识不足	1	3	5	5	3	3	3	1	3	27
21	物品	保暖物品不合适	保暖物品无季节区分	3	3	3	3	3	5	3	3	3	29
22		手术衣、盖被大小不合适	5	3	5	5	5	3	5	3	3	37
23		手术单覆盖不足	5	5	5	3	5	5	3	3	3	37
24		手术床单、手术单潮湿	3	5	3	3	3	3	5	3	5	33
25		保暖物品种类、数量缺乏	5	3	3	3	3	3	3	1	3	27
26		覆盖物品未预先加热	3	1	3	1	3	3	3	3	5	25

续表

编号	特性要因中的原因		圈员1	圈员2	圈员3	圈员4	圈员5	圈员6	圈员7	圈员8	圈员9	合计
	中原因	小原因										
27	物品	种类缺乏	5	3	1	3	5	5	3	3	3	31
28	加温设备使用受限	数量有限	1	3	1	3	3	3	3	1	3	21
29		费用贵	3	1	5	1	5	5	1	3	3	27
30		预热时间长	5	5	3	3	3	3	5	5	5	37
31		加热物品种类受限	3	3	3	3	3	3	5	1	3	31
32	转运用品欠缺	电动转运平车无床垫	5	1	5	3	3	3	3	3	3	33
33		无法加温	1	3	3	1	3	5	3	5	5	29
34	制度、流程欠缺	无统一标准	5	3	3	5	3	3	3	5	5	37
35		无统一操作流程	5	3	5	3	3	3	3	3	3	33
36	方法	腹腔镜气腹量大	5	1	3	1	3	5	5	3	3	29
37		气腹无加热	3	3	1	3	3	1	3	1	3	21
38		手术难度大	3	3	5	3	3	3	1	3	3	27
39	手术方式、手术体位限制	操作不熟练	3	3	3	5	3	3	3	3	3	31
40		手术时间长	1	3	3	1	1	3	5	3	3	23
41		截石位妇科手术暴露面积大	5	3	5	3	3	3	3	3	5	37
42		截石位手术加热设施使用受限	1	3	5	1	3	5	3	5	3	31
43	全麻影响	药物作用:外周血管扩张增加散热	5	5	5	5	5	5	3	5	5	43
44		静脉用药无法加热使用	5	5	3	3	3	3	3	3	1	29
45		麻醉机吸入气体无加热	5	3	3	3	3	3	5	1	1	27
46		气管插管后的呼吸道散热	3	1	1	3	3	1	1	3	5	21
47	环境	层流散热快	3	3	1	3	3	5	5	3	5	29
48	手术间环境影响	医生要求	1	3	5	1	3	1	5	3	3	25
49		环境温度调节滞后	5	3	3	5	3	5	5	3	5	37

续表

编号	特性要因中的原因		圈员1	圈员2	圈员3	圈员4	圈员5	圈员6	圈员7	圈员8	圈员9	合计
	中原因	小原因										
50	准备间环境温度低	进出人员多,房间门频繁开启	3	3	1	1	1	3	3	3	1	19
51		场地局限,平车接来的患者入室后改座椅等待	5	1	5	1	3	1	5	1	3	25
52		平车少,坐等患者保暖不到位	1	3	1	5	1	3	1	3	1	19
53	PACU环境湿度低	无环境加温设备	5	1	3	1	5	5	1	1	3	25
54		进出人员多,出入通道门未及时关闭	3	5	3	3	1	1	3	5	3	27
55		空间大,温度上升慢	5	1	3	3	3	5	5	3	3	31
56		室温由净化中心调控,反应滞后	3	3	3	3	3	3	9	3	3	29

(三)真因验证

1. 人数:137。

2. 低体温人数:17。

3. 低体温发生率:12.41%。

4. 真因验证数据统计(见表13-3)。

表13-3 真因验证数据统计表

项目	次数	累计百分比
保暖措施不到位	19	21.35%
手术床单潮湿	13	35.96%
层流温控滞后	12	49.44%
术前评估不足	10	60.67%
无保温操作标准	8	69.66%
冲洗液未加热	7	77.53%
手术时间长	4	82.02%
禁食时间长	4	86.52%
手术加温设备少	4	91.01%
温箱预热不足	2	93.26%

续表

项目	次数	累计百分比
平车少	2	95.51%
温箱内液体过早取出	2	97.75%
其他	2	100.00%
合计	89	

5. 根据"80/20"法则,确定问题真因有 6 项,包括:保暖措施不到位、手术床单潮湿、层流温控滞后、术前评估不足、无保温操作标准、冲洗液未加热(见图13-5)。

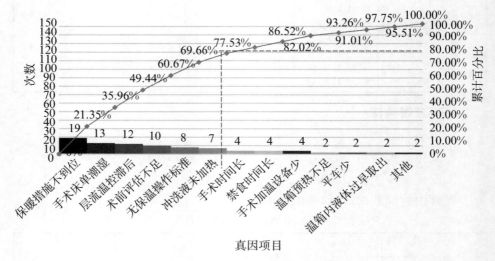

图 13-5 真因柏拉图

八、对策拟定

全体圈员通过对策评价表(见表 13-4),对每个拟定对策的可行性、经济性、效益性三个方面进行对策选定,以"优:5 分;可:3 分;差:1 分"的评分标准进行评分,总分为 135 分,评分≥108 分为实行对策。合并同类项后,共确定4 个对策群组。

表 13-4 对策拟定表

真因	说明	对策措施	评价			总分
			可行性	经济性	效益性	
术前评估不足	1. 手术前访视对低体温关注度不够。2. 工作人员对低体温的认识不足，知识缺乏。3. 术前无有效的低体温风险评估	加强对手术室工作人员低体温相关知识的培训	29	29	27	85
		术前访视增加对低体温相关内容的宣教	29	37	37	103
		根据手术通知单及术前访视相关信息的收集，利用低体温风险概率评分表（predictors score）对手术患者进行风险评估	37	37	41	115
		手术访视人员将评估结果备注在术前访视单中，并于晨会交班时提醒手术人员注意	33	31	37	101
		加强护士与麻醉医生的合作，由手术护士与麻醉医生共同完成低体温风险评估，并做好信息共享，通过工作群，加强信息的及时更新及重点提醒	39	39	33	111
层流温控滞后	1. 手术辅助用房的温、湿度由净化机组人员总控，温、湿度调节需反馈后再调节，行动滞后；手术区温、湿度由手术间分控、净化机组总控，自主调节受限，调节能力下降。2. 通信的不畅造成调节滞后。3. 节假日及夜班调节滞后	夜班人员于术日晨 7:00 开启手术间净化机组，设置手术间温、湿度，开启风量循环	35	39	39	113
		巡回护士术日晨入室查看手术间温、湿度是否达到预定效果，及时与净化机组人员沟通	29	29	39	97
		巡回护士根据当日手术患者的个人情况，调节手术间温度，尤其对小儿、老年、体弱患者	37	39	35	111
		手术辅助用房由夜班护士查看控制面板，确定区域内温、湿度达标情况，及时与净化机组人员沟通，如未到上班时间则用工作手机短号、工作微信群沟通及查看反馈情况，并于晨会上交接	29	27	23	79
		与净化机组人员加强协调沟通，改进现在的工作模式及流程，使手术间及手术辅助区域的温、湿度调节更加机动、及时	37	41	39	117
		夜班期间预留急诊手术间，手术区域内的温、湿度调节由手术间独立控制	35	35	33	103

续表

真因	说明	对策措施	评价			总分
			可行性	经济性	效益性	
保暖措施不到位	1.入手术准备室由于平车数量、场地限制，所以平车入室患者改坐位等待，造成保暖不足，仅披肩保暖，覆盖不足。2.入手术间的保暖仅用被子，肢体外露。3.术前操作时保暖不及时。4.麻醉术前操作后，保暖不及时。5.主动保温理念缺乏，更多的是被动保暖，在低体温出现后给予复温，未能采取预见性的护理措施	加强与手术病区的沟通，手术患者入手术室前做好保暖措施。对步行和（或）平车接送入室的患者，根据运送方式的不同采取不同的保暖方式。提醒患者在术前准备保暖用品，及方便穿脱的保暖衣物	35	37	35	107
		加强入室转运工人的培训，加强对术前低体温的相关认知，及对手术转运保暖工作重要性的认识	39	37	35	111
		与手术室工人主管部门沟通，加强对工人的监管及培训	29	33	33	95
		准备室做好环境的保暖、保暖用物的预热及数量准备，尤其在平车紧张，由平车盖被保暖改变为座椅披肩保暖时，及时给予相应的全方位保暖	37	37	35	109
		转运中加强患者的保暖工作，尤其外走廊在冬季温度低、受外界影响大，注意肢体及头部保暖，及时佩戴手术帽	35	39	39	113
		手术患者入手术间及时保暖，做到全方位的保暖覆盖	27	35	33	95
		在术前准备的护理操作中，做好操作前的准备，护理操作中、操作后注意及时保暖，缩短操作暴露的时间；听取患者感受，增加保暖的有效性	31	37	35	103
		加强手术、麻醉工作的有效沟通，明确手术期间工作职责，做好手术中患者的保暖工作	35	35	29	99
		设计制作保暖被服，便于手术铺巾后的保暖，及截石位手术，暴露肢体的有效覆盖保暖	41	33	39	113
		应用术前低体温的风险评估，采取相应的主动保暖措施，尤其对小儿、老年、体弱、长时间手术及有出血倾向等患者的主动保暖	43	37	33	113
		落实术前体温的风险评估，同时加强对工作人员的有效培训	31	33	37	101

真因	说明	对策措施	评价			总分
			可行性	经济性	效益性	
冲洗液未加温	1. 液体加温设施不足，使用范围局限。 2. 手术间内缺少液体加温设备，过早取出的静脉输液及腹腔冲洗液在手术间内过早地降温。 3. 恒温箱内输液用品添加滞后，部分手术未能使用加温液体	购置的加温设施及时、有效、安全使用，加强对人员的操作培训，在手术中充分使用	33	33	37	103
		明确恒温箱使用管理制度及人员职责，巡回护士根据手术间预排手术量，预热术中所需输液、冲洗液、消毒液、膨宫液等，明确标识入恒温箱时间。预判用量不足时，及时添加以满足手术需要	33	41	35	109
		手术护理工作人员和麻醉医生有效、及时地应用加温物品，减少体温的流失	39	39	37	115
		恒温箱内物品由专人负责定时添加，使用中及时查看，巡回护士及时反馈物品存量，通知专人及时添加	37	35	33	105
手术床单潮湿	1. 术前消毒液过湿造成一次性床单潮湿。 2. 麻醉后更换床单不便，未及时更换。 3. 手术操作冲洗液造成手术单、一次性床单潮湿。 4. 手术单潮湿后的加盖布巾仅解决术中无菌操作要求，潮湿的手术单仍未更换	合理使用消毒液，根据手术方式确定皮肤消毒范围，提供适量的消毒液及消毒棉球	41	33	37	111
		术前皮肤消毒时，巡回护士、洗手护士根据需要提供消毒液，与手术医生相互配合，做好消毒液的合理、适量使用	35	35	35	105
		术前导尿、深静脉置管、动脉穿刺、麻醉消毒等均正确、合理使用消毒液，以不打湿床单为宜，如需膀胱截石位手术，注意如果臀下床单潮湿，则在铺单前及时更换或加垫一次性的干燥手术单	41	37	39	117
		加强对手术室工作人员（包括手术护士、麻醉医生、手术工人等）的培训，加强对消毒液合理使用、消毒范围等的认知；手术床单潮湿的，及时更换	33	35	37	105
		加强手术中医护的规范操作，盐水纱条合理放置，避免弄湿手术单	39	37	35	111
		术中冲洗时注意装水容器不要过满，避免液体溢出，冲洗过程中避免外溢，同时使用集液袋、切口巾，防止手术单潮湿	29	31	39	99

续表

真因	说明	对策措施	评价			总分
			可行性	经济性	效益性	
无保温操作标准	1.手术患者在术前病房、途中转运、术前准备、术中操作、麻醉恢复、术后转运、病室准备等环节均无统一的保暖操作标准与流程。2.保暖措施无统一执行标准。3.保暖工作仅限于单部门执行或依赖于个人工作习惯	根据手术患者在术前、术中、术后所处的不同环境(不同的科室或部门),该部门(同一性质、相同环境,如病房)制定相应的保暖措施,并标准化落实到位	37	35	41	113
		根据术前的体温风险评估结果,在手术患者入室交接时开始(于术前等待室、手术间、PACU、转运途中等不同环境)落实手术室相关保温措施,降低手术期低体温的发生风险	35	31	37	103
		根据术前低体温风险评估结果,采取和落实有效的主动保暖措施,降低手术低体温的发生风险	35	43	31	109
		根据术前低体温风险评估及低体温发生的特点,采取及时有效的主动保暖措施	35	37	33	105
		与手术科室、麻醉科、后勤等做好沟通,及时有效地采取保暖措施	37	35	33	105

九、对策实施

(一)方策群组一:全面掌握术前访视信息,加强护、麻合作,有效落实手术低体温风险概率评估

1.加强护、麻合作,全面掌握患者术前信息。

2.引入低体温风险概率评分表(predictors score)相对应的风险评估模型,对年龄≥18岁的妇科择期手术患者于术前进行风险评分。

3.针对低体温风险概率评分表的使用进行培训。

在落实该方策群组后,在年龄≥18岁的妇科择期手术患者中的落实率由改善前(5月份)的42.69%上升至改善后(9月份)的92.78%。

(二)方策群组二:明确工作职责,加强有效沟通,建立快速反应机制

1.明确手术室各工作区域人员职责。

2.加强手术室与净化机组工作人员的有效沟通,增加信息反馈、沟通的方式,提高有效沟通。

3.加强对手术室半限制区、非限制区的温、湿度监测。

在落实该方策群组后,各手术间层流机组工作1小时内温、湿度达标率由改善前的 90.32％上升至改善后的 96.77％。

(三)方策群组三:基于术前低体温风险评估,预见性做好主动保暖与被动保暖相结合的综合保暖措施

1.基于术前的低体温风险评估,预见性落实保温措施。

2.做好保暖知识宣教,患者、家属参与自身保暖措施的落实。

3.联合手术科室全面落实体温监测与保温措施。

4.根据低体温风险概率评分表,为低体温高风险患者制订相应护理计划,并落实保温措施。

在落实该方策群组后,年龄≥60 岁的妇科择期手术患者的低体温发生率由改善前的 47.83％下降至改善后的 12.90％。

(四)方策群组四:统一保暖措施,加强部门合作

1.制定统一的保暖操作流程。

2.加强部门间的沟通、合作。

在落实该方策群组后,妇科择期手术的手术时间 1 小时≤T<2 小时发生低体温人数的占比由改善前的 72.73％下降至 52.00％。

十、效果确认

(一)有形成果

1.各项措施落实后,低体温发生率降至 4.30％,目标达成。

2.目标达标率

$$目标达成率=(改善后-改善前)/(目标值-改善前)×100％$$
$$=(4.30％-14.86％)/(6.45％-14.86％)×100％$$
$$=125.56％$$

3.进步率

$$进步率=(改善前-改善后)/改善前×100％$$
$$=(14.86％-4.30％)/14.86％×100％$$
$$=70.06％$$

(二)无形成果

经过本次品管圈活动,圈员们在责任心、自信心、沟通能力、主动性、团队协作、解决问题能力、品管手法等 7 个方面均有不同程度的提高。

(三)附加效益

申请实用新型专利两项,即"医用液体恒温系统"和"一种术中耳温监测器"。

十一、标准化

修订改进《手术患者体温监测流程》，指导手术人员在手术过程中正确、及时、有效地监测患者体温。

制定《手术患者保温操作参考标准》，指导手术科室、手术室工作人员做好手术患者保温工作。

十二、检讨与改进

总结本次质量改进活动，我们多部门协作，共同促进质量改进，完善手术患者体温管理工作，达到预期目标，项目数据持续监测中，效果稳定。但手术室与手术科室间在反馈、衔接、协调方面存在一些困难，仍需加强沟通，统一质量目标；在测温工具方面，考虑舒适性，在清醒状态与麻醉状态下测温工具不统一，但也激发了圈员的创造力，一款舒适性与科学性相结合的耳温监测器完成专利申报，更有利于手术体温监测工具的选择。本项目虽然仅限于妇科择期手术患者体温管理的质量改善，存在一定的局限性，但也为本院全面落实手术患者体温管理提供了可行性参考。

参考文献

[1] 韩通,王英丽,徐梅.181家手术室主动体温保护的现状调查[J].护理学报,2018,25(19):48-50.

[2] 陈志鹏,金奕.围手术期患者体温监测方法研究进展[J].护士进修杂志,2017,32(23):2140-2143.

[3] 张钟尹.循证护理在规避围手术期患者低体温风险中的临床应用[J].临床护理,2020,18(14):280-281.

[4] 国家麻醉专业质量控制中心,中华医学会麻醉学分会.围手术期患者低体温防治专家共识(2017)[J].协和医学杂志,2017,8(6):352-358.

[5] 余文静,肖瑶,胡娟娟,等.预防围手术期患者低体温的最佳证据总结[J].中华护理杂志,2019,54(4):589-594.

本案例由湖州市妇幼保健院提供。
主要团队成员:陆丽、杨伟慧、沈慧慧、吴仿琴、吴青、马淑英、马晓霏、邱萍、黄新华

案例十四

缩短紧急剖宫产自决定手术至胎儿娩出时间(DDI)

一、项目背景

紧急剖宫产(emergency cesarean delivery,ECD)是解决产科母儿急诊,特别是急性胎儿窘迫的重要手段。ECD 的时限,即自决定手术至胎儿娩出时间(decision to delivery interval,DDI),是国际上评估产科质量及鉴定医疗纠纷的重要指标[1]。国家卫健委关于危重孕产妇救治中心建设与管理指南中要求紧急剖宫产 DDI 应当努力控制在 30 分钟以内并逐步缩短。《浙江省妇幼保健机构等级评审标准(2019 版)》将"紧急剖宫产分娩室转送至手术室的时间不超过 5 分钟,DDI 小于 30 分钟"作为 DDI 管理指标达到优秀的要求。在威胁到孕产妇生命的产科危机事件中以及威胁到胎儿生命的急性胎儿窘迫的情况下,越快行剖宫产,母婴结局越好[1,2]。缩短 DDI 可明显改善新生儿预后,并且不增加母体并发症的发生[3]。紧急剖宫产 DDI 过长,易致新生儿窒息、死亡甚至产妇死亡等严重情况,引起医疗纠纷、医疗缺陷等不良后果发生。

二、存在问题(F)

2019 年 4 月,本院 1 例孕 30 周未足月胎膜早破保胎孕妇发生胎盘早剥、急性胎儿窘迫,行紧急剖宫产,新生儿重度窒息,DDI 34 分钟,引起医疗诉讼,对 DDI 时长提出质疑。

多年来,医院将紧急剖宫产 DDI＜30 分钟作为质控考核指标。2017 年,医院产科在产房开展快速反应团队(RRT)建设及配备专职麻醉医师、新生儿科医师等基础上提出了本院急诊剖宫产手术分类标准及 DDI 目标值,即Ⅰ类紧急剖宫产目标值:病房≤20 分钟,产房≤10 分钟。

2017 年,医院Ⅰ类紧急剖宫产 13 例,DDI 最长 32 分钟;2018 年,Ⅰ类紧急剖宫产 15 例,DDI 最长 40 分钟。2018 年至 2019 年上半年,有 2 例新生儿重度窒息和 1 例产科医疗诉讼事件与 DDI 管理不到位有关。

三、成立改进小组(O)

2019 年 7 月,医院决定实施紧急剖宫产 DDI 持续质量改进项目。项目主题:缩短紧急剖宫产自决定手术至胎儿娩出时间(DDI)。成立医护联合的品质改善小组,组长 1 名,副组长 2 名,组员 11 名。

四、明确现行流程和规范(C)

(一)现状调查

国内外专家较公认的紧急剖宫产 DDI 为 15~30 分钟,若出现母亲心搏骤停、羊水栓塞或急性胎儿窘迫等十分紧急的情况,DDI 越短越好,但国内很多医疗机构还无法达到此要求[4]。美国妇产科医师协会(ACOG)建议 DDI 时长不应超过 30 分钟[5]。

随着国内外对急诊剖宫产 DDI 管理理念的关注与重视度提高,许多报道紧急剖宫产的 DDI 时长越来越短,保障母儿安全。如厦门长庚医院报道 127 例 I 类紧急剖宫产的 DDI 均在 15 分钟内,平均时长为(6.12±2.58)分钟[6];香港中文大学妇产科的统计资料显示,2005—2008 年,236 例 I 类紧急剖宫产中,DDI 中位数为 11 分钟,所有胎儿均在 19 分钟内娩出[7];新加坡某妇产医院 2003—2004 年平均 DDI 为 7.7 分钟,所有胎儿均在 17 分钟内娩出[8]。

2017 年,医院制定了本院急诊剖宫产手术分类标准及 DDI 目标值,产房 I 类紧急剖宫产 DDI 目标值为≤10 分钟。分析本院 2017—2019 年 8 月产房 I 类紧急剖宫产 DDI 时长(见表 14-1)。

表 14-1   2017—2019 年 8 月产房 I 类 DDI

年份	例数	送手术室平均时间(分钟)	进手术室至麻醉开始平均时间(分钟)	麻醉开始至下刀平均时间(分钟)	下刀至手术胎儿娩出平均时间(分钟)
2017	13	5.1	3.2	6.1	4.3
2018	15	3.4	2.2	4.8	4
2019(1—8 月)	6	3.5	1.7	5.5	2.5

通过查检数据汇总,得出改善主题的现况值,将耗时的差值发生高低依序后绘制柏拉图(见图 14-1)。

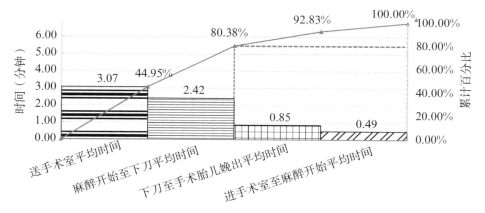

图 14-1 改善前柏拉图(DDI 超时环节数据分析)

由以上柏拉图可看出造成 DDI 超时的各项时间段。依照"80/20"法则，改善以上累计百分比达 80.38％的两个时间段，即送手术室平均时间、麻醉开始至下刀平均时间，就可对本次主题起到改善作用。

(二)目标设定

改进指标：Ⅰ类紧急剖宫产 DDI 平均时长小于 10 分钟，改善前 DDI 平均时长为 13.2 分钟，改善幅度为 24.2％。

五、原因分析(U)

(一)头脑风暴、个案分析、文献复习

产科系统、手术室、分娩室、护理部组织相关人员，根据现状数据进行集中讨论、个案分析和文献复习，找出相关原因。

(二)解 析

将产时Ⅰ类紧急剖宫产 DDI 延长以鱼骨图进行解析，得到影响问题点发生的主要原因，如图 14-2 所示。

(三)要因评价

在鱼骨解析后，全体组员将末端要因以 1 分、3 分、5 分进行要因评分，依照"80/20"法则，最终选出产时紧急剖宫产 DDI 延长的 5 项要因，具体见表 14-2。

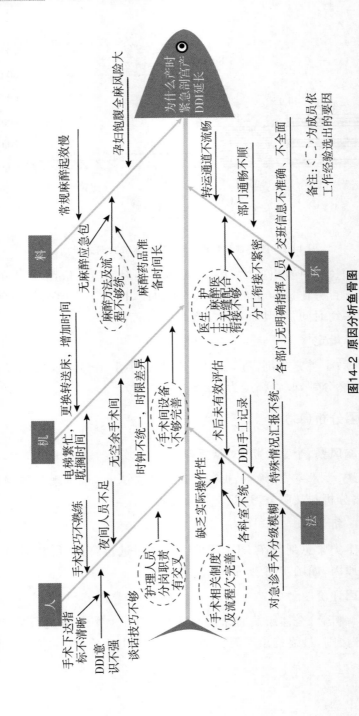

图14-2 原因分析鱼骨图

备注：〈二〉为成员选出的要因
工作经验选出的要因

表 14-2 缩短产时紧急剖宫产 DDI 要因评价表

末端要因内容 小要因	成员打分情况													总分	是否是 要因
手术指征下达不清晰	3	3	3	3	3	3	5	3	1	1	3	3	3	40	否
夜间人员不足	3	3	5	5	3	3	3	1	1	3	1	1	3	38	否
各系统人员对 DDI 危机性意识不强	5	3	3	3	3	3	3	3	5	3	3	3	1	44	否
产科医生对急诊手术分级类别掌握不牢固	3	3	5	3	3	3	5	3	3	3	1	5	3	46	否
谈话技巧不够,延误时间	1	1	1	3	3	3	1	3	3	1	1	3	1	26	否
各部门无明确指挥人员	3	3	3	1	3	3	3	5	3	1	3	1	3	36	否
急诊手术技巧不熟练	3	3	1	3	5	3	3	3	3	5	1	3	3	42	否
偶尔无空余手术间	3	3	3	3	3	3	3	3	1	5	1	3	3	38	否
电梯繁忙,耽搁时间	1	1	1	3	3	3	5	3	3	3	1	5	3	40	否
转运换床浪费时间	1	1	1	1	1	3	3	1	3	1	3	1	3	24	否
无相对固定通信工具导致通信不畅	1	1	1	3	3	3	3	3	1	3	1	3	3	30	否
麻醉方法及流程不够统一	5	5	5	3	5	5	5	5	5	5	3	5	5	62	是
缺乏应急手术包	3	3	5	5	5	3	5	3	3	3	3	3	5	50	否
孕妇饱腹,全麻风险大	3	3	3	3	3	1	3	1	3	3	1	3	3	40	否
手术相关制度及流程欠完善	5	5	5	3	5	5	3	3	5	5	5	5	5	60	是
手术间设备不够完善	3	5	5	5	5	5	5	5	5	5	5	5	5	64	是
术后无回顾性评估和评价	3	3	5	1	3	3	3	3	3	3	1	3	3	38	否
DDI 计算为手工,存在错误可能	1	3	1	3	1	3	3	1	1	1	1	1	3	26	否
特殊情况汇报不统一	3	3	3	3	3	5	5	3	3	3	3	3	3	44	否
医生、护士、麻醉医生无缝配合衔接不够	5	5	5	5	5	5	5	5	5	5	5	5	5	64	是
护理人员分岗职责有交叉	5	5	5	5	5	5	5	5	5	5	5	5	5	62	是
多部门之间通讯不协调	3	3	3	3	3	3	3	5	3	3	3	5	5	48	否
交接班信息不准确、不全面	3	5	3	3	3	5	1	5	3	5	3	3	3	44	否
转运通道不流畅	3	1	3	3	3	3	1	3	3	3	5	3	1	38	否

(四)结 论

经过分析,得出以下 5 个主要原因:相关制度及流程欠完善;护理人员分岗及职责有交叉;麻醉方法及流程不够统一;手术间设备不够完善;医生、护士、麻醉医生无缝配合衔接不够。

六、选择改进方案(S)

全体组员根据原因分析提出相应的对策,通过对策拟定评分表,从可行性、效果性、自主性选取对策措施。评价方式:最高分,5 分;普通,3 分;最低分,1 分。组员共 11 人。总分 165 分,按"80/20"法则,132 分以上为实行对策(见表 14-3)。

表 14-3 对策拟定评价表

What	Why	How	决策				判定	When	Where	Who
主题	重要原因	对策拟定	可行性	效果性	自主性	总分		时间	地点	负责人
缩短产时紧急剖宫产DDI	相关制度及流程欠完善	更新完善紧急剖宫产DDI管理相关流程	50	52	48	150	是	2019 年 10 月	质控办	杨× 陈×
		加强 DDI 质控考核	42	40	40	122	否			
	护理人员分岗职责有交叉	增加护理人员	42	46	38	126	否			
		制定 DDI 管理护理分岗流程及工作	50	48	52	150	是	2019 年 10 月	分娩室	陈×
	麻醉方法及流程不够统一	改善麻醉相关流程,缩短麻醉时间	52	46	50	148	是	2019 年 10 月	手术麻醉科	丁×
		麻醉方式改进	46	40	42	128	否			
	手术间设备不够完善	设立专用紧急剖宫产手术间,备齐相关设备药品、手术包、麻醉包	52	48	48	148	是	2019 年 10 月	手术室	赵×
		手术麻醉设备专人管理	40	48	32	120	否			
	医生、护士、麻醉医生无缝配合衔接不够	反复演练并考核,开展紧急剖宫产DDI竞赛,促进配合	50	52	46	148	是	2020 年 4 月 2020 年 9 月	产科、手术室	杨× 陈× 徐×
		加强人员岗位职责考核	40	48	38	126	否			
		建立专门的 DDI 团队	40	38	44	122	否			

七、计划(P)

质量改进小组成员制作了活动计划甘特图(见图 14-3)。

	What	When															Who	How	Where
	步骤	2019年3季度			2019年4季度			2020年1季度			2020年2季度			2020年3季度			负责人	工具	地点
		7月	8月	9月	10月	11月	12月	1月	2月	3月	4月	5月	6月	7月	8月	9月			
P	主题选定	…—															徐×	头脑风暴、评价法	产科办公室
P	计划拟订		…—														徐×	小组讨论、甘特图	医务办公室
P	现状把握		…—														徐×	流程图、柏拉图、统计表	产科办公室
P	目标设定			…—													徐×	小组讨论、参考文献	产科办公室
P	原因分析			…—													徐×	头脑风暴、评价法、鱼骨图	产科办公室
P	对策拟定				…—												徐×	头脑风暴、小组讨论	产科办公室
D	对策实施				…—	…—	…—	…—	…—	…—	…—	…—	…—	—	—		陈× 丁×	小组讨论、PDCA	手术室、分娩室
C	效果确认													…	—		史×	统计图、雷达图、完成率	产科办公室
A	标准化															…—	杨× 陈×	小组讨论、医院发文	质控办公室
A	检讨与改进															…—	杨× 陈×	小组讨论	医务办公室

对策实施延迟原因：手术室改造

注：… 表示计划线（制表人：赵×）；— 表示实施线（制表人：杨×）

图14-3 活动计划甘特图

八、实施(D)

(一)对策一:更新完善紧急剖宫产 DDI 管理相关工作流程,制定 DDI 管理护理分岗流程及工作

1.制定紧急剖宫产审批流程。改善后明确紧急剖宫产审批流程图见图 14-4。

2.改善分娩室紧急剖宫产流程。改善后分娩室紧急剖宫产流程图见图 14-5。

3.制定紧急剖宫产术中操作配合流程。改善后紧急剖宫产术中配合流程图见图 14-6。

4.制定 DDI 管理护理分岗流程及工作。紧急剖宫产护理分岗工作流程见图 14-7。

对策实施后,决定手术至送手术室时间由改善前的 3.5 分钟缩短到改善后的 1.1 分钟。

(二)对策二:改善麻醉相关流程,缩短麻醉时间,设立专用紧急剖宫产手术间,配备专用手术包、麻醉包

1.麻醉科制定关于Ⅰ类紧急剖宫产 DDI 的处置流程。

2.分娩室Ⅰ类紧急剖宫产麻醉流程。

3.设立专用紧急剖宫产手术间、配备紧急剖宫产专用手术包紧急剖宫产专用麻醉包和麻醉车。

对策实施后,麻醉开始至下刀平均时间由改善前的 5.5 分钟缩短到改善后的 4.7 分钟。

(三)对策三:反复演练并考核

1.制订分娩室 DDI 管理急救模拟演练计划并组织实施。

2.对演练过程进行点评及考核,查找问题,整改落实。

3.开展Ⅰ类紧急剖宫产 DDI 管理竞赛。

对策实施后,Ⅰ类 DDI 总时长平均时间由改善前的 13.2 分钟缩短到改善后的 10.4 分钟。

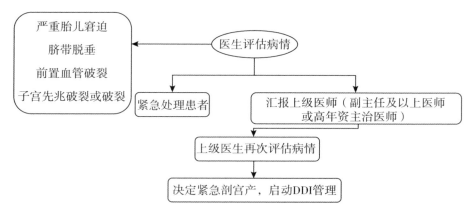

图 14-4 改善后明确紧急剖宫产审批流程图

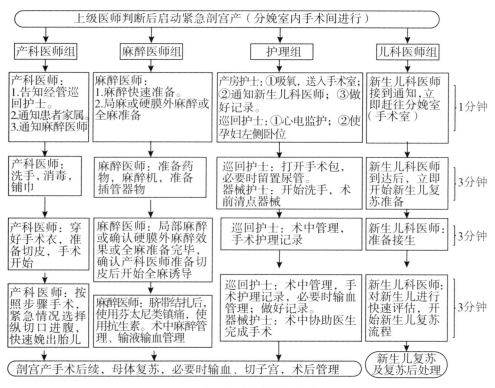

图 14-5 改善后分娩室紧急剖宫产流程图

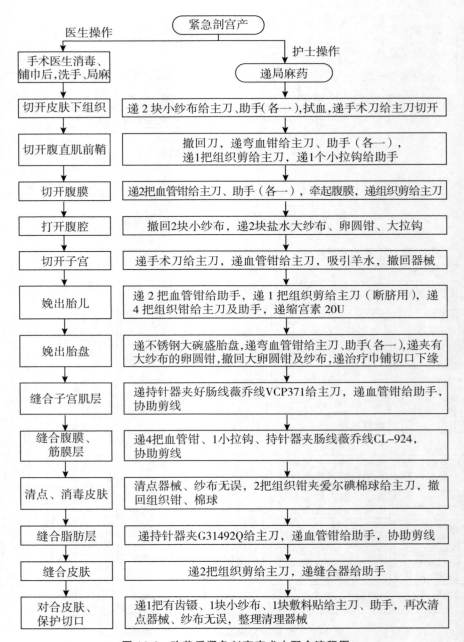

图 14-6　改善后紧急剖宫产术中配合流程图

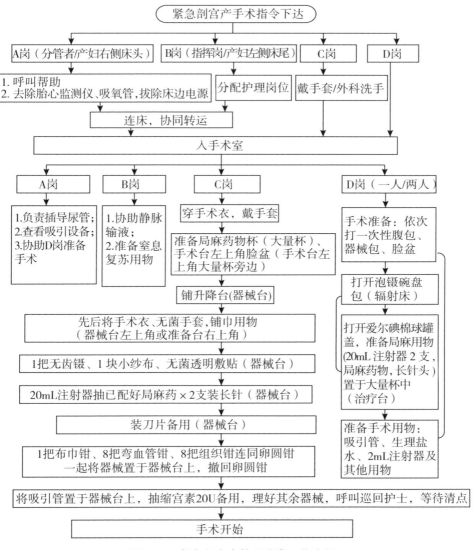

图 14-7 紧急剖宫产护理分岗工作流程

九、效果确认(C)

通过实施缩短紧急剖宫产 DDI 持续质量改进项目,DDI 年平均时间逐渐下降,2020 年医院紧急剖宫产 DDI 管理取得了明显效果,全部 I 类紧急剖宫产 DDI 均<30 分钟,产房 I 类紧急剖宫产 DDI 均在 15 分钟内,平均10.4 分钟,达到了省内较好水平(见表 14-4)。

通过此次持续质量改进项目实施,比较组员的责任心、团队精神、沟通能力等 6 项无形成果,各项成果都有匀速提升。

通过本改进项目,同时获得了其他附加效益:缩短医院平均住院日,三甲评审中得到专家们的肯定和表扬,提高了医生手术技术,提高了患者满意度,缩短其他急诊及抢救手术准备时间。

表 14-4 2017—2020 年紧急剖宫产 DDI 平均时间

年份	例数	平均时间/分钟	11~30分钟的例数	>30分钟的例数	最短时间/分钟	最长时间/分钟	送手术室平均时间/分钟	进手术室至麻醉开始平均时间/分钟	麻醉开始至下刀平均时间/分钟	下刀至手术胎儿娩出平均时间/分钟
2017	13	18.7	6	3	9	32	5.1	3.2	6.1	4.3
2018	15	14.4	6	2	7	40	3.4	2.2	4.8	4
2019	12	12.7	5	1	6	34	3.1	2	4.6	3
2020 (1—9 月)	8	10.4	3	0	8	14	1.1	1.6	4.7	3

十、标准化

将改进策略转化为常规的临床标准化流程(6 项)。

1. 紧急剖宫产手术审批流程。

2. 产房紧急剖宫产流程。

3. 紧急剖宫产手术护理分岗工作流程。

4. 紧急剖宫产手术操作配合流程。

5. 紧急剖宫产 DDI 管理麻醉实施方案。

6. 配备了专用紧急剖宫产手术间、手术包、麻醉包。

十一、检讨与改进

充分综合团队不同专业成员的意见,结合各环节现状,对存在问题做出针对性、可行性的细化策略,找出真正的问题项目,使 DDI 相关制度流程进一步细化和具有可操作性,实现了缩短 I 类紧急剖宫产 DDI 平均时长的目标,达到了省内较好水平。

参考文献

[1] 李航，马润玫，胡灵群. 急症剖官产时限与妊娠结局[J]. 中华围产医学杂志，2015，18(5)：391-394.

[2] 马可心，张为远. 紧急剖官术的决定手术至胎儿娩出时间. 中华妇产科杂志，2017，52(2)：134-136.

[3] Weiner E, Bar J, Fainstein N, et al. The effect of a program to shorten the decision-to-delivery interval for emergent cesarean section on maternal and neonatal outcome[J]. Am J Obstet Gynecol, 2014, 210 (3)：224-226.

[4] Chukwudi OE, Okonkwo CA. Decision-delivery interval and perinatal outcome of emergency caesarean sections at a tertiary institution[J]. Pak J Med Sci, 2014, 30(5)：946-950.

[5] Leung TY, Lao TT. Timing of caesarean section according to urgency [J]. Best Pract Res Clin Obstet Gynaecol, 2013, 27(2)：251-267.

[6] 李玉琴，郑博仁，王良山. 医疗团队资源管理模式在紧急剖官产中的应 [J]. 中华妇产科杂志，2016，51(8)：631-633.

[7] Leung TY, Chung PW, Rogers MS, et al. Urgent cesarean delivery for fetal bradycardia[J]. Obstet Gynecol, 2009, 114(5)：1023-1028.

[8] Kwek K, Yeap ML, Tan KH, et al. Crash caesarean section-decision-to-delivery interval[J]. Acta Obstet Gynecol Scand, 2005, 4(9)：914-915.

本案例由绍兴市妇幼保健院提供。
主要团队成员：徐华林、杨雪芳、陈利敏、陈金红、汪惠琴、陈华娟、阮秀兰、
赵坚、丁洁岚、李海静、赵国强、赵桂君、史骁梁、程昇

案例十五

基于加速康复外科理念，缩短瘢痕子宫择期剖宫产产妇肛门排气时间

一、团队概况

彩虹圈于 2016 年 3 月成立，由 1 名圈长、2 名辅导员及 8 名圈员组成，为医护联合的品管圈小组，平均年龄 36.9 岁，团队致力于促进母婴健康。

二、选题背景

本院每年开展子宫下段剖宫产手术等 4000 余例，本病区 700 余例。2019 年，全院发生肠梗阻的患者有 25 人，本科室发生 7 人（其中瘢痕子宫剖宫产的有 5 人）。该类患者预后不良，生活质量降低，出院延缓。

术后肛门排气恢复慢有如下高危因素。①妊娠因素：妊娠子宫及胎先露对肠下段压迫，易发生腹胀及便秘。②手术因素：术中由于肠管暴露，手术操作直接刺激肠系膜造成损伤，及腹腔内炎症的刺激、低钾血症、麻醉药物的影响等均可导致胃肠道功能受抑制，使术后肠蠕动减弱。③疼痛因素：由于手术切口疼痛，患者非常痛苦，加之心理依赖，所以活动量减少。④疾病因素：妊娠合并高血压、糖尿病、产后大出血等，均可造成患者活动耐力减弱，从而增加术后肠胀气的风险[1]。国际加速康复外科（enhanced recovery after surgery，ERAS）协会于 2018 年发布了《剖宫产加速康复外科护理指南》，强烈建议术前 6～8 小时禁食、术前 2 小时禁水；对剖宫产术前液体管理的推荐是：术前和术中的血容量平衡是患者围手术期护理的重点[2-3]。

三、主题选定

根据医院内感染防控的薄弱环节及存在的问题，提出 5 个备选主题，所有圈员通过采取主题评价法，从迫切性、可行性、上级政策、圈能力等 4 个方面综合评分，最终得出本次品管圈的主题为基于加速康复外科理念缩短瘢痕子宫择期剖宫产产妇肛门排气时间。

四、活动计划拟订

圈员们制作了活动计划甘特图（见图 15-1）。

步骤	3月				4月				5月				6月				7月				8月				9月				10月				11月				参与人员
	1周	2周	3周	4周	1周	2周	3周	4周	1周	2周	3周	4周	1周	2周	3周	4周	1周	2周	3周	4周	1周	2周	3周	4周	1周	2周	3周	4周	1周	2周	3周	4周	1周	2周	3周	4周	
主题选定	… —																																				全体成员
活动计划拟订		… —																																			杨×
现状把握			… —	… —	… —	… —	… —																														费×/管×
目标设定								… —																													沈×
解析									… —																												全体成员
对策拟定										… —	… —																										施×
对策实施与检讨												… —	… —	… —	… —	… —	… —	… —	… —	… —	… —	… —	… —	… —	… —	… —	… —	… —									高×
效果确认																													… —	… —	… —	… —					朱×
标准化																																	… —	… —			费×
检讨改进																																			… —	… —	全体成员

注：…表示计划线；—表示实施线

图15-1 活动计划甘特图

五、现况把握

1.促进肛门排气工作流程

促进肛门排气工作流程见图 15-2。

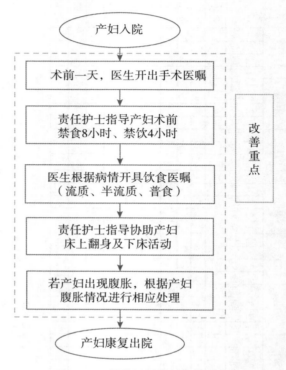

图 15-2　促进肛门排气工作流程

2.改善前数据

调查时间:2020 年 3 月 1 日—4 月 1 日

调查对象:3 月 1 日—4 月 15 日在本科室分娩的择期剖宫产产妇(瘢痕子宫)

调查人数:47 人

肛门排气恢复时间:40.69 小时

3.数据分析

禁食禁饮时间长(禁食>8 小时,禁饮>4 小时)的有 47 人,下床活动时间晚(>24 小时)的有 25 人,低钾血症的有 10 人,手术时间>1 小时的有 6 人,其他的有 5 人,数据详见表 15-1。

表 15-1 改善前数据

项目	禁食禁饮时间长 (禁食>8 小时, 禁饮>4 小时)	下床活动 时间晚 (>24 小时)	低钾血症	手术时间 >1 小时	其他	合计
人数	47	25	10	6	5	93
百分比(%)	50.54	26.88	10.75	6.45	5.38	100
累计百分比(%)	50.54	77.42	88.17	94.62	100	100

4.改善前柏拉图

根据"80/20"法则,确定改善重点(见图 15-3):①禁食禁饮时间长(禁食>8 小时,禁饮>4 小时);②下床活动时间晚(>24 小时)。

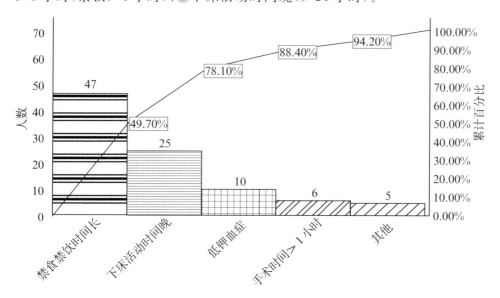

图 15-3 改善前柏拉图

六、目标设定

在没有国标及指南支持下,相关文献[4]显示剖宫产肛门排气恢复时间为 27.83 小时。此次调查人群为瘢痕子宫剖宫产产妇,通过咨询上级医院及同等级医院,确定我们的目标值为在原有时间的基础上缩短 20%。

目标值＝现况值×(100%－20%)

＝40.69×(100%－20%)

＝32.55 小时

七、解 析

圈员们集思广益,采取头脑风暴法,针对禁食禁饮时间长、下床时间晚,得出因果图(见图 15-4 和图 15-5)。

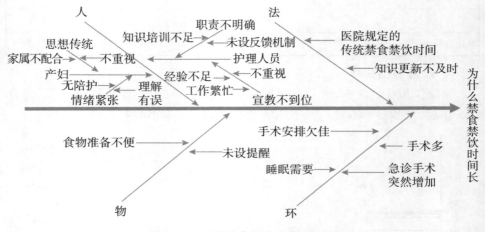

图 15-4 影响禁食禁饮时间的因素

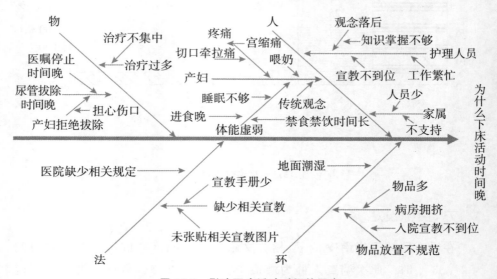

图 15-5 影响下床活动时间的因素

八、对策拟定

全体圈员根据原因分析提出相应的对策,通过对策拟定评分表从可行性、经济性、效益性选取对策措施。评价方式:优,5分;可,3分;差,1分。圈员共9人,总分135分。据"80/20"法则,108分以上为实行对策,共选出2个对策(见表15-2和表15-3),分别为依据 ERAS 制定新的术前术后饮食时间(对策一)、依据 ERAS 制定本科室拔尿管时间(对策二)。

表 15-2　对策方案选定表一

问题	真因	对策措施	评价			总分	采纳	实施时间	负责人	对策编号	对策合并
			可行性	经济性	效益性						
禁食禁饮时间长	医院规定的传统禁食禁饮时间	加强医护人员更新知识	40	42	36	118	√			①	
		参考指南制定新的禁食禁饮时间	43	36	34	113	√	5月1日	沈×	②	对策一:①②③④⑥
		加强与产妇沟通	29	30	29	88					
		提前悬挂 ERAS 宣教卡	40	42	46	128	√	5月1日	杨×	③	
		让膳食科发放术前饮食	33	21	30	84					
		护士及时督促	30	34	23	87					
	职责不明确	规定班次负责宣教与评估	33	31	26	90					
		增加护理人员	40	34	29	103					
		增设二维码宣教	33	36	34	103					
		护理人员统一培训	48	40	40	128	√	5月1日	费×	④	对策一:①②③④⑥
		增加宣教班次	39	34	23	96					

表 15-3 对策方案选定表二

问题	真因	对策措施	评价			总分	采纳	实施时间	负责人	对策编号	对策合并
			可行性	经济性	效益性						
下床活动时间晚	尿管拔除时间晚	根据 ERAS 制定新的拔管时间	46	36	40	122	√	6月1日	费×	⑤	对策二：⑤⑦⑧
		术前医生进行早期拔尿管宣教	33	34	26	93					
		增加陪护	30	34	23	87					
		进行培训学习，改变护理人员观念	34	32	34	100	√	6月1日	管×	⑥	
		进行早期排尿训练指导	33	31	26	90					
		向患者讲解留置导尿的并发症	43	36	34	113	√	6月1日	阮×	⑦	对策二：⑤⑦⑧
	产妇疼痛	指导使用镇痛泵	46	36	40	122	√	6月1日	施×	⑧	对策二：⑤⑦⑧
		指导呼吸减痛法	30	34	23	87					
		指导使用收腹带	39	34	23	96					
		注意力转移法	33	30	26	89					
		吃止痛药	33	31	26	90					

九、方策实施

(一)方策群组一:依据 ERAS 制定设定合理的术前禁食禁饮、术后饮食时间,并宣教落实

1. 医、护、麻集体培训 ERAS 相关知识。

2. 白班护士进行术前禁食 6 小时、禁饮 2 小时的宣教,告知产妇准备夜间饮食,予进食流质。

3. 制定 ERAS 宣教卡(悬挂床头),术后指导家属进行腹部按摩,准备促进肛门排气的食物(如萝卜汤)。

在落实该方策群组后,肛门排气时间由 3—4 月份的 40.69 小时缩短到 5 月份的 35 小时。

(二)方策群组二:基于循证医学证据,选定导尿管拔除时间,做好尿管拔除后的宣教指导

1. 与麻醉科加强沟通,依据患者意愿决定是否增加镇痛泵的使用。

2. 根据指南,查找文献,医、护、麻相互讨论,术后 12 小时拔尿管,后夜班护士 7 点统一拔除尿管,随后指导产妇下床活动。

3. 术前主管医生向孕妇及家属讲解早期拔除导尿管的好处。

在落实该方策群组后,肛门排气时间由 5 月份的 35 小时缩短到 6 月份的 34.65 小时。

十、效果确认

(一)有形成果

1. 经过 6 个月的持续质量改进,肛门排气时间缩短至 32.33 小时,目标达成。

2. 目标达标率

$$目标达成率=(改善后-改善前)/(目标值-改善前)\times100\%$$
$$=(32.33-40.69)/(32.55-40.69)\times100\%$$
$$=102.70\%$$

3. 进步率

$$进步率=(改善前-改善后)/改善前\times100\%$$
$$=(40.69-32.33)/40.69\times100\%$$
$$=20.55\%$$

4. 改善后柏拉图

改善后柏拉图见图 15-6。

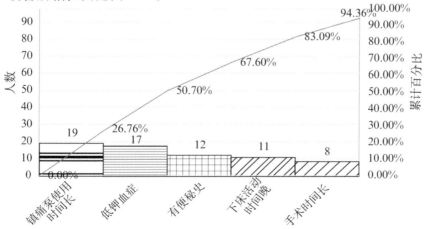

图 15-6 改善后柏拉图

（二）无形成果

经过本次品管圈活动,圈员们在责任与荣誉感、解决问题能力、积极性、和谐度、沟通技巧等 8 个方面均有不同程度的提高。

十一、标准化

活动过程中,制定基于加速康复外科理念缩短瘢痕子宫择期剖宫产产妇肛门排气时间,使产妇获得更好的产前产后临床护理,加速产后恢复,提高产妇的舒适度及满意度,提高床位周转率。

十二、检讨与改进

本次品管圈活动的开展面相对局限,仅限于部分科室。根据此次改善情况,也将此方法在全院产科推广使用,我们也将各项措施精准到产妇个体,以能更贴合每位产妇的病情,促进产妇术后快速康复。

参考文献

[1] 周敬伟,刘国莉,梁梅英,等.孕期及剖宫产术后肠梗阻 25 例分析[J].中国妇产科临床杂志,2018,3:196-198.

[2] 吴嘉雯,钟碧婷,欧阳振波,等.国际 ERAS 协会关于剖宫产术后护理指南的解读[J].现代妇产科进展,2020,2:147-149,153.

[3] 薛丽丽,张坚贞,沈华祥,等.多学科合作快速康复模式在剖宫产中的应用及卫生经济学评价[J].中华医学杂志,2019,42:3335-3339.

[4] 张波,段志英,程媛媛,等.剖宫产产妇术后首次下床活动时间的研究[J].中华现代护理杂志,2018,4:418-422.

本案例由湖州市妇幼保健院提供。
主要团队成员：周晔、张海琴、沈伟卫、张琦、阮吉明、费爱梅、管娟、施云利、杨思佳、沈燕、高丽芳

案例十六

提高高危儿规范管理率

一、项目背景

随着医学技术的发展,围产儿存活率有了很大的提高,高危儿也相应地增多。为了提高高危儿的生命质量,需对有高危因素的儿童进行高危儿规范管理[1]。高危儿监测质量是高危儿规范管理过程中的重要环节,提高高危儿监测质量,进一步进行规范管理,及时发现生长发育偏离的儿童,并予以有针对性的家庭训练指导和康复训练,有利于提高整体人口素质。

二、存在的问题(F)

医院于 2014 年 1 月开始开设高危儿门诊,对全县出生具有高危因素的婴儿建立高危档案,予以高危儿规范管理,经过约 6 年的工作,高危儿管理工作逐步完善,但仍存在不足之处,比如对高危儿转诊、催诊不及时等,医院亟须进一步提高高危儿规范管理率。

三、成立改进小组(O)

为对辖区内发育偏离儿童做到早发现、早干预,医院儿童保健科医生、护士共 8 人组成了品质改进小组。通过采取规范化业务培训、监督检查、与基层信息共享等方法,致力于提高高危儿的规范管理率。

四、明确现行流程和规范(C)

(一)现状调查

2019 年 1—12 月,儿童保健科共发现高危儿 726 例,其中没有实施规范管理的有 216 例,达到规范管理的高危儿有 510 例,高危儿规范管理率为 70.25%。

（二）目标设定

高危儿规范管理率＝高危儿规范管理数/同期高危儿数×100％。

根据相关文件要求,结合医院实际情况,经全体圈员讨论,将高危儿规范管理率的目标值设定为80％。

五、原因分析（U）

（一）解 析

通过调查216例不规范管理的高危儿发现,造成高危儿不规范管理的主要原因有护士催诊不及时、家长依从性差、医生培训不到位、儿童居住外地、基层医院转诊不及时等(见表16-1)。

表16-1 影响高危儿管理不规范的原因

序号	高危儿不规范管理原因	例数	构成比
1	护士催诊不及时	97	44.91％
2	家长依从性差	39	18.06％
3	医生培训不到位	28	12.96％
4	儿童居住外地	24	11.11％
5	基层医院转诊不及时	11	5.09％
6	其他	17	7.87％
合计		216	100％

（二）真因验证

圈员们对高危儿不规范管理的影响因素进行柏拉图分析发现,影响高危儿管理不规范的主要因素有护士催诊不及时、家长依从性差、医生培训不到位等(见图16-1)。

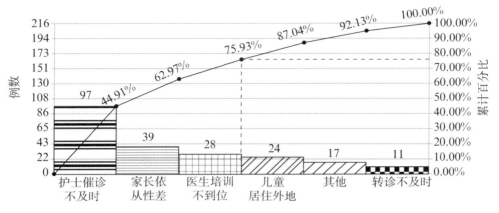

图 16-1　高危儿管理不规范的主要影响因素

六、选择改进方案(S)

全体组员就每一个评价项目,依可行性、经济性、效益性进行对策选定。评价方式:优,5 分;可,3 分;差,1 分。组员共 8 人,总分 120 分,根据"80/20"法则,96 分以上为实行对策,选出 4 个对策群组(见表 16-2)。

表 16-2　对策制定表

问题	原因	对策	可行性	经济性	效益性	总分	负责人	是否采用	对策编码
高危儿管理不规范	护士催诊不及时	护士长定期抽查催诊情况,要求有催诊记录	36	34	37	107	陈×杨×	★	对策组一
		设立奖惩措施	30	28	27	85			
	家长依从性差	提高与家长的沟通技巧,丰富沟通形式	34	32	36	102	赵×	★	对策组二
		对高危儿进行精确的体格测量、评价,使家长能及时了解高危儿的身体状况,并加强对家长相关育儿技能的培训	38	37	35	110	干×	★	对策组二
	医生培训不到位	定期组织医院儿童保健科医生进行常规业务学习和疑难病例讨论	33	37	38	108	赵×朱×	★	对策组三
		对全县基层儿保医生进行儿童保健知识和高危儿规范管理培训	32	34	37	103	干×	★	对策组四
		高危儿随访填写信息化,实现与基层医生信息共享	35	34	36	105	陈×杨×	★	对策组四

七、计划(P)

质量改进小组成员拟定了活动计划甘特图(见图16-2)。

步骤		2019年 11月					12月				2020年 第一季度			第二季度			第三季度			10月				11月			负责人
		1周	2周	3周	4周	5周	1周	2周	3周	4周	1月	2月	3月	4月	5月	6月	7月	8月	9月	1周	2周	3周	4周	1周	2周	3周	
F	发现问题																										赵×
O	小组成立																										全体组员
C	明确现有问题																										全体组员
	目标设定																										全体组员
U	原因分析																										全体组员
S	选定方案																										全体组员
P	计划拟订																										赵×、于×
D	对策实施																										全体组员
C	效果确认																										朱×、赵×
	标准化																										赵×
A	检讨与改进																										赵×

注: ┈表示计划线; ──表示实施线

图16-2 活动计划甘特图

八、实施(D)

(一)方策群组一:护士及时催诊

科室的护士每半个月催诊一次,先在高危儿随访登记本上摘录已到随访时间段而尚未随访的名单,然后逐个打电话了解未随访原因,并通知家长带孩子来儿童保健科随访,护士长定期抽查催诊记录。

在该方策群实施后,通过调查2020年1—9月儿童保健科收集的656例高危儿发现,护士催诊不及时率由原先的44.91%降至36.28%。

(二)方策群组二:加大健康教育的宣传力度,积极开展育儿学校工作

(1)对家长进行面对面宣教,发放相关宣传资料,提高与家长的沟通技巧。

(2)向家长宣教儿童保健的目的以及有高危因素儿童在生长发育中潜在的发病风险,提高家长的保健意识,使其重视随访和干预,并对家长进行育儿技能指导。

(3)对每位来院随访的高危儿进行精确的体格测量、评价;评估神经心理发育情况,尤其在高危儿1周岁、2周岁随访时,必须做小儿发育的诊断性评估,使家长能准确了解孩子,做到早发现、早诊断、早干预。

在该方策群实施后,通过调查2020年1—9月儿童保健科收集的656例高危儿发现,家长的不依从率从原先的18.06%下降至15.69%。

(三)方策群组三:对医院儿童保健科医生进行高危儿规范管理培训、学习和讨论

在科内进行常规业务培训、疑难病例讨论,每个月进行一次业务学习,学习一些新知识、新理念。对门诊中遇到的干预效果不理想的病例,每月进行一次探讨,寻求理想的干预方案,防范医疗安全中可能存在的问题。

在该方策群实施后,通过调查2020年1—9月儿童保健科收集的656例高危儿发现,由于医生宣教不到位造成的高危儿管理不规范率由原先的12.96%下降至11.76%。

(四)方策群组四:对全县基层儿童保健医生进行高危儿规范管理培训并共享随访信息

(1)每月例会核对高危儿建档名单、高危儿存活等信息情况。对有高危因素的新生儿,至少访视2次,满月后在社区卫生院建立健康档案,随即转县级妇幼保健院建立高危儿档案,并按高危儿规范管理进行随访。

（2）每天下午对当天的高危儿随访不仅要进行纸质登记，而且要在电脑上记录，使基层卫生院能及时了解辖区内高危儿随访情况。

（3）组织相关培训，要求基层儿童保健医生熟知高危因素、高危儿规范管理随访时间及随访内容，定期了解高危儿随访信息，掌握本辖区内高危儿情况。

在该方策群实施后，通过对 2020 年 1—9 月儿童保健科收集的 656 例高危儿发现，基层儿童保健医生对辖区内高危儿相关信息的掌握程度有了大幅度的提升，高危儿转诊不及时率由原先的 5.09％下降至 3.92％。

九、效果确认（C）

（一）有形成果

2020 年 1—9 月，儿童保健科纳入高危儿管理的高危儿有 656 例，其中实施规范管理的有 554 例，规范管理率为 84.45％，目标达成率为 145.41％，进步率为 20.30％。

改进小组成员们在改进手法、沟通协调能力、团队凝聚力、责任心、积极性、荣誉感等方面都得到了显著提升。

科室每月满意度调查的满意率得到了提高，工作得到婴幼儿家长的认可。

（二）无形成果

经过本次品管圈活动，改进小组成员们的品管手法、责任心和解决问题的能力均有不同程度的提升。

十、处置（A）

将以上有效的改进措施写入《高危儿管理制度》，并制定了高危儿管理流程，大大规范了基层医护人员对高危儿的管理，提高了家长对高危儿的认知和随访依从性。

然而，在本次改进中，虽然护士催诊不及时、家长依从性差、医生培训不到位三个问题有所改善，但是护士催诊不及时仍是高危儿不规范管理的主要原因，后续将持续改进。并且，单一的某次随访结果只能代表当时的生长发育状况，不能显示儿童的生长轨迹。只有通过定期监测，才能及时发现婴幼儿在生长轨道上是否存在生长发育偏离的问题，以进行有效评估和干预。在今后的高危儿规范管理工作中，我们还需不断地提升监测技能，完善管理体系。

参考文献

[1] 刘湘云,陈荣华,赵正言. 儿童保健学[M]. 4 版. 南京:江苏科学技术出版社,2011:110-115.

本案例由海盐县妇幼保健院提供。

主要团队成员:赵爱芬、朱娅伟、干小玲、俞莉娟、陈翔、陈婷、杨燕青、姚萍燕

案例十七

降低新生儿腕带使用缺陷率

一、团队概况

呵护圈于 2020 年 1 月份成立,由 1 名圈长、1 名辅导员及 7 名圈员组成(圈员来自质管科、医教科、新生儿科),致力于守护新生儿健康。

二、选题背景

腕带是患者标识的一种,是识别患者身份的方法之一[1]。通过识别腕带信息,能有效地执行查对制度,确保医疗护理安全,提高护理质量,这点在新生儿科显得尤为重要。新生儿佩戴的腕带是产妇和家属辨认孩子的凭证,是医护人员治疗和护理时的查对证据,是杜绝抱错婴儿严重事故的重要手段[2]。这就要求医护人员在日常工作中要规范使用腕带,降低新生儿腕带使用缺陷率。

三、主题选定

圈员们提出 6 个备选主题,所有圈成员通过采取主题评价法,从重要性、院方政策、迫切性、圈能力等 4 个方面进行综合评分,最终得出本次品管圈的主题为降低新生儿腕带使用缺陷率。

四、活动计划拟订

圈员们拟定了活动计划甘特图(见图 17-1)。

步骤	2020年6月 1周	2周	3周	4周	2020年7月 1周	2周	3周	4周	2020年8月 1周	2周	3周	4周	2020年9月 1周	2周	3周	4周	2020年10月 1周	2周	3周	4周	2020年11月 1周	2周	3周	4周	2020年12月 1周	2周	3周	4周	主要负责人
主题选定	—																												潘×
计划拟订		┈																											应×
现状把握			┈	—																									叶×
目标设定				┈	—																								应×
解析						┈	—																						卢×
对策拟定								┈	—																				杨×
对策实施与检讨										┈	—		┈	—	┈	—	┈	—	┈	—									杨×
效果确认																					┈								杨×
标准化																						┈	┈	┈	┈				杨×
检讨与改进																									┈	┈	┈		杨×
成果发表																												┈	杨×

图17-1 活动计划甘特图

注：┈表示计划线；—表示实施线

五、现况把握

通过腕带使用调查表,圈员们每天对新生儿佩戴腕带的情况进行检查,并在离院时检查腕带是否存在遗留。调查发现,在143例新生儿中,有52例(36.36％)没有正确使用新生儿腕带,其中腕带标识不清的有24例,腕带脱落的有9例,腕带佩戴不当的有9例,单佩戴的有6例,腕带遗留的有2例,腕带错戴的有2例(见图17-2)。

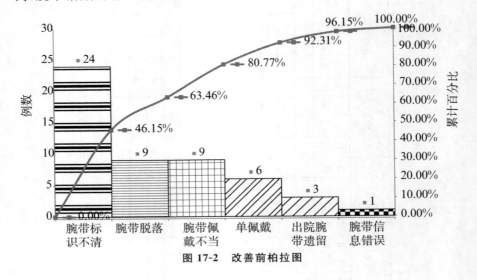

图 17-2　改善前柏拉图

六、目标设定

(一)圈能力评估

对品管圈所有成员从工作年限、学历、主题改善能力三个方面进行圈能力评估,最终计算得出圈能力值为80％。

(二)目标值设定

降低新生儿腕带使用缺陷率:改善前新生儿腕带使用缺陷率为36.36％,目标值设定为12.9％。

设定理由:

目标值＝现况值－改善值

　　　＝现况值－现况值×改善重点×圈员能力

　　　＝36.36％－36.36％×80.77％×80％

　　　＝12.87％

七、解　析

圈内成员集思广益,应用头脑风暴法,找出影响腕带使用缺陷率的因素,得出因果图(见图 17-3)。要因选定见表 17-1。

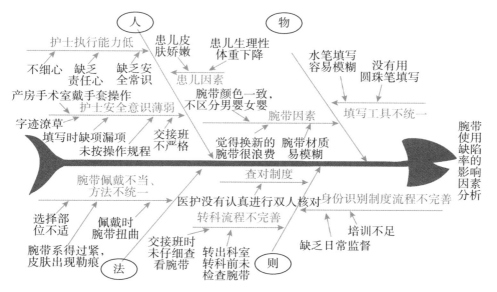

图 17-3　影响腕带使用缺陷率的因素分析鱼骨图

表 17-1　要因选定表

中原因	小原因	圈员评分	采纳
护士执行能力低	不细心	24	√
	缺乏责任心	24	√
	缺乏安全常识	38	√
护士安全意识薄弱	字迹潦草	34	√
	未按操作规程	24	√
	填写时缺项漏项	26	√
	交接班不严格	32	√
	产房手术室戴手套操作	22	×
患儿因素	患儿生理性体重下降	20	×
	患儿皮肤娇嫩	22	×

续表

中原因	小原因	圈员评分	采纳
腕带因素	腕带颜色一致,不区分男婴女婴	18	×
	腕带材质易模糊	20	×
	成本原因,觉得换新的腕带很浪费	22	×
填写工具不统一	水笔填写容易模糊	36	√
	没有用圆珠笔填写	28	√
腕带佩戴不当、方法不统一	选择部位不适	26	×
	腕带系得过紧,皮肤出现勒痕	32	√
	佩戴时腕带扭曲	34	√
	出院时未将腕带剪除	34	√
查对制度不严格	交接班时未仔细查看腕带	36	√
	没有双人核对	38	√
转科流程不完善	双方医护未认真核对	32	√
	转出科室转科前未检查腕带	32	√
腕带安全制度不完善	缺乏日常监督	30	√
	培训不足	32	√

八、对策拟定

全体圈员根据原因分析,提出相应的对策,通过对策拟定评分表从可行性、经济性选取对策措施。优,5分;可,3分;差,1分。圈员共8人,总分80分,按照"80/20"法则,64分以上为实行对策,共选出5个对策群组(详见表17-2)。

表 17-2　对策方案选定表

问题	原因分析	对策方案	评价		总分	负责人	对策编号	对策采纳
			可行性	经济性				
腕带使用缺陷率较低	相关制度不完善，流程不统一	完善身份识别制度	36	32	68	潘×	对策一	☆
		统一书写工具、书写标准	38	32	70	潘×	对策一	☆
		统一腕带佩戴原则	36	36	72	潘×	对策一	☆
	配套、设施不全	重新采购合适的腕带	22	24	46	潘×	对策一	
		采购打印机打印腕带	18	20	38	潘×	对策一	
	转科流程不完善	制定完善转科流程	32	34	66	卢×	对策二	☆
		将完善后的转科流程抄送相关科室共同执行	34	34	68	应×	对策二	☆
	未规范执行查对制度	各项操作前后、交接班时检查腕带	38	38	76	应×	对策三	☆
		佩戴腕带时双人核对	32	34	66	潘×	对策三	☆
	护士培训不足	组织多学科学习相关制度、原则和流程，强化责任心	38	32	70	孙×	对策四	☆
		对新进人员做好带教	34	32	66	孙×	对策四	☆
	缺乏做日常监督	建立三级质控网络	34	30	64	潘×	对策五	☆
		制定奖惩制度	20	20	40	潘×	对策五	

九、对策实施

(一)对策群组一：制定和完善身份识别制度

1.科室例会上大家学习身份识别制度。

2.统一规定腕带书写标准。

3.统一腕带佩戴原则。

在落实对策群组一后，相关人员提高了风险意识，认识到腕带标识的重要性。检查 30 例新生儿，腕带标识清楚。

(二)对策群组二：制定和完善转科流程

1.母婴同室、产房、手术室转入新生儿科的新生儿，医护双方认真核对腕带，确认无误后在转科交接单上签字。

2.若有腕带使用缺陷情况,退回相关科室,问题解决后再接收。

在落实对策群组二后,转科流程更加规范。检查30例转科新生儿,转入科室时腕带使用不存在缺陷的情况。

(三)对策群组三:严格执行查对制度

1.佩戴腕带时严格执行查对制度,腕带标识上的每一个项目(姓名、床号、性别等)都经2名护士共同认真核对,核对无误后经家属确认后当着家属的面佩戴。

2.各项护理操作前后、交接班时检查腕带。

在落实对策群组三后,检查20例新生儿,不存在腕带标识不清、信息错误等情况。

(四)对策群组四:组织多学科学习和掌握腕带佩戴的方法、原则,做好带教

1.通过抄送相关文件、制作小视频等方式组织培训。

2.与产房、手术室等相关科室沟通协调,腕带佩戴松紧度适宜。

3.做好新进人员的带教工作,纳入新进人员考核计划。

在落实对策群组四后,所有人员掌握新生儿腕带佩戴原则,检查30例新生儿,无腕带脱落、系得过紧或单佩戴的情况。

(五)对策群组五:建立三级质控网络

1.护士长及责任护士实施一级质控,每天检查腕带使用情况。

2.护理部带领护士长每月实施二级质控,随时抽查腕带使用情况。

3.质管科每季度带领护士长实施三级质控。

4.PDCA小组每月对科室进行一次质量控制,每季度进行总结并反馈给护理部与护士长,提出整改意见。

在落实对策群组五后,改善效果能很好地保持。

十、效果确认

(一)有形成果

改善后统计2020年10—11月科内收治新生儿有75例,其中腕带使用缺陷的有8人,使用缺陷情况见图17-4。

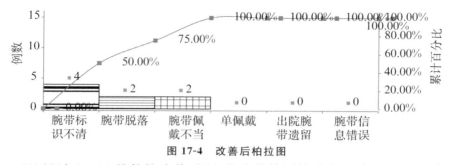

图 17-4　改善后柏拉图

（1）经过 6—11 月份的改善，新生儿腕带使用缺陷率下降至 10.67%，目标达成。

（2）目标达成率＝（改善后－改善前）/（目标值－改善前）×100%
　　　　　　＝（10.67%－36.36%）/（12.9%－36.36%）×100%
　　　　　　＝109.51%

　　进步率＝（改善前－改善后）/改善前×100%
　　　　　＝（36.36%－10.67%）/36.36%×100%
　　　　　＝70.65%

（二）无形成果

经过本次品管圈活动，圈员们在责任心与荣誉感、解决问题能力、积极性、和谐度、沟通技巧、QC 手法应用、凝聚力等 7 个方面均有不同程度的提高。

十一、标准化

活动过程中，将多项制度流程标准化，方便指导日常工作，如重新修订了《新生儿科身份识别管理制度》《新生儿科转运交接制度》，并绘制了新生儿科入院时患儿腕带佩戴流程图。

十二、检讨与改进

回顾本期品管圈活动的整个过程，取得了很大的成效，并最终达到了目标值，根据本病区情况选择切实需要解决的问题。品管圈教会大家如何理解团队，如何发挥多学科的优势，解决医疗安全的隐患问题，确保患者的安全，增加团队凝聚力。但是我院护理信息化程度低，病区规模受限，护理人力资源相对不足，数据收集样本量不够，圈会形式比较单一，不够丰富，因此，今后将优化流程，优化表单，应用可视化目标管理，使改善效果继续保持,持续开展品管圈活动,解决更多问题,灵活机动,吸收更多同仁加入品管圈大家庭中,将持续改进进行到底。

参考文献

[1] 刘蔷.品管圈活动在提高患儿腕带规范使用率中的应用[J].中国城乡企业卫生,2014,2:137-138.

[2] 张建芳,叶淑秋,林玉芳.新生儿科患儿身份识别安全管理[J].中外健康文摘,2013(16):271-272.

本案例由安吉县妇幼保健院提供。
主要团队成员:杨菊芬、潘丽霞、程小娟、倪海明、檀满祥、应群欢、肖燕、
　　　　　　　孙先超、卢怡

案例十八

构建 IVF-ET 女性家庭支持干预模式

一、团队概况

同心圆于 2016 年 7 月份成立,由生殖内分泌一科医护人员自愿组成,包括圆长 1 名、辅导员 1 名、圆员 10 名,平均年龄 33 岁。团队致力于发现医疗和护理工作中的问题,各自分工合作,集思广益,互相启发,群策群力分析问题,通过采取科学的方法来改善体外受精-胚胎移植(in vitro fertilization-embryo transfer,IVF-ET)女性患者生殖健康和心理健康水平,从而改善其妊娠结局,提高患者满意度。

二、选题背景

不孕症是由多种病因导致的生育障碍状态,已成为危害人类身心健康的重要疾病之一[1]。目前,我国女性不孕症发生率约为 12.5%,不孕不育患者已超过 5000 万人,并呈递增趋势[2]。

不孕症是一种特殊的生殖健康缺陷性疾病,直接关系患者的身心健康、家庭和睦及社会稳定,使患者面临生理、心理和社会三重危机和压力,现已成为世界性生殖健康问题[1]。不孕症诊疗过程较为漫长,诊疗费用较高,患者在诊疗过程中面临来自家庭、社会、经济等方面的心理压力,易产生紧张、焦虑、抑郁、恐惧、痛苦、人际关系、敏感或孤独、婚姻满意度下降、罪恶感、性生活不协调等一系列心理行为问题[3-6]。

近年来,IVF-ET 技术发展迅速,为不孕不育患者带来了孕育新生命的希望,但也给患者带来不同程度的痛苦和心理压力,不良的心理状态又会通过下丘脑-垂体-肾上腺轴或下丘脑-垂体-卵巢轴的相互作用来影响生育能力和辅助生殖治疗的效果[7],形成不孕-负性情绪-心理压力-生殖功能降低-不孕的恶性循环[1,8]。

不孕症妇女的心理问题也日益受到国内外学者的关注,成为研究热点。

在法规较完善的国家(如瑞士),法律已经明确规定在辅助生殖治疗的前、中、后三个时期均须为患者提供心理支持[9]。而目前,我国大部分医疗机构未将心理评估纳入常规检查项目。迄今为止,已有大量研究探讨了不孕症妇女的心理干预[10-12],使得一系列心理干预措施得到广泛发展,心理干预的主要形式可概括为三类:疾病相关健康教育,辅助生殖治疗相关健康教育与分阶段性心理干预,心理咨询与治疗。

现代心理应激系统论认为,生活事件作为应激原能否使个体产生身心疾病,不仅仅取决于事件本身的严重程度、发生频率,还与应激的中介机制,包括患者的认知评价、应对方式、社会支持系统及人格特征等有关[13]。不孕症是否对女性产生心理应激同样遵循该规律。在应激作用系统中,除自身因素外,社会支持系统在其中也发挥着重要的作用(见图18-1),是女性适应不孕症的一个关键组成部分。家庭是社会支持中举足轻重的情感支持团体,由丈夫、公婆、父母及其他家庭成员组成,其所有支持对不孕症妇女而言即是家庭支持系统。目前,不孕症妇女的社会支持、家庭支持水平均低于全国常模[14],且以往罕见针对不孕症妇女家庭支持的研究,不孕症妇女的家庭支持资源没有得到充分的重视并应用于妇女 IVF-ET 的治疗。因此,在女性患者 IVF-ET 诊治过程中,应同时为其提供心理支持和精神关怀,帮助其协调处理好家庭、人际关系,以改善妊娠结局。

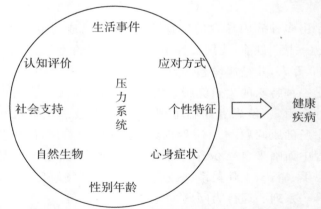

图 18-1　社会支持系统在应激作用系统中起重要作用

三、主题选定

全体圈员根据科室现况进行头脑风暴,提出 7 个备选主题,通过采取主题评价法,从重要性、可行性、迫切性、圈能力等 4 个方面进行综合评分,最终得出本次品管圈的主题为"构建 IVF-ET 女性家庭支持干预模式",通过 QC Story 判定法得出本次品管圈的主题为课题达成型,并决定建立"妇院友爱支持之家"平台和全方位,及个体化家庭支持体系。

1."妇院友爱支持之家"平台的建立

"妇院友爱支持之家"平台(简称支持平台)包括家庭支持微信群和"妇院友爱之家"微信公众号。支持平台旨在为 IVF-ET 女性患者搭建相互交流的场所,创造一种可以相互支持、充分表达内心感受的团体氛围,同时医护人员也参与其中,针对他们的一些疑问及时予以解惑。借助微信群和微信公众号开设"社群空间",其主要由平台直播、平台精华、平台日志 3 大模块组成。

(1)平台直播模块:通过微信群的群聊语音通话功能,为群成员提供家庭支持课程培训;也会不定期邀请专业心理咨询师为群成员开设公益心理辅导课程,并将课程相关内容同步至"妇院友爱支持之家"微信公众号,方便群成员学习和查看。

(2)平台精华模块:将平台中有价值的内容(图、文、语音、链接)保存至平台精华模块,并根据内容设置相应的关键词,方便患者通过关键词查找对应的内容。

(3)平台日志模块:记录平台每天发言总数、发言总人数、浏览空间人数以及活跃度。

2.全方位和个体化家庭支持体系

(1)全方位信息支持:成立由生殖科医生、心理咨询师、护理人员组成的品管圈小组,为患者提供全程阶段式的信息支持,贯穿于门诊、住院至出院随访的整个过程,通过发放健康宣教手册、微信公众号推送宣教内容、集中授课及个体化指导等方式,全方位提供信息支持。

(2)个体化情感支持:为患者家属提供情感支持技能指导,促进家属与患者身心放松,增进家庭成员间的良好沟通和情感交流。结合患者需求,制定个体化情感支持内容,如鼓励支持、加强亲情沟通、表达爱意、转移注意力,同时给予患者家属韧性指导,建立乐观心态。

(3)辅助性行为支持:指导患者家属提供妥善的后勤保障和辅助性支持力量,使患者无后顾之忧,包括全程陪护、经济支持、监督患者用药及用药护理、环境支持等。

四、活动计划拟订

圈员们拟定了活动计划甘特图(见图 18-2)。

步骤	2019年3月 1~2周	3~4周	2019年4月 1~2周	3~4周	2019年5月 1~2周	3~4周	2019年6月 1~2周	3~4周	2019年7月 1~2周	3~4周	2019年8月 1~2周	3~4周	2019年9月 1~2周	3~4周	2019年10月 1~2周	3~4周	2019年11月 1~2周	3~4周	2019年12月 1~2周	3~4周	负责人
主题选定	…—																				全体
活动计划拟订		…—																			蔡×,马×
课题明确化			…—	…—	…—	…—	…—														马×,蔡×
目标拟定					…—	…—															陆×
方案拟定							…—	…—													陈×,吴×
最佳方案确定									…—	…—											孙×,楼×
方案实施与检讨											…—	…—	…—								苏×,樊×
效果确认														…—	…—	…—					蔡×,马×
标准化																	…—	…—			鄢×
检讨与改进																			…—	…—	蔡×,马×

图18-2 活动计划甘特图

注：…表示计划线；—表示实施线

五、课题明确化

圈员们采用方便抽样法对 2019 年 4 月入院的 IVF-ET 女性患者(按纳入标准)进行问卷调查共 50 例,调查其家庭支持水平、焦虑、抑郁情况。

(一)评价指标

1. 家庭支持水平

根据家庭支持量表(PSS-Fa)得分情况,将家庭支持水平分为 3 个分层:低,0～5 分;中,6～10 分;高,11～15 分。得分越高,表明家庭支持水平越高。

2. 焦虑水平

根据广泛性焦虑量表(GAD-7)得分情况,将焦虑程度分为:0～4 分,无焦虑;5～9 分,轻度焦虑;10～14 分,中度焦虑;≥15 分,重度焦虑。

3. 抑郁水平

根据患者健康问卷抑郁量表(PHQ-9)得分情况,将抑郁程度分为:0～4 分,没有抑郁;5～9 分,轻度抑郁;10～14 分,中度抑郁;15～19 分,中重度抑郁;20～27 分,重度抑郁。分值越高,抑郁症状越重。

(二)调查结果

根据调查结果发现,76％患者家庭支持水平处于低中度,90％患者出现不同程度的焦虑,38％患者出现不同程度的抑郁(见表 18-1 至表 18-3)。以家庭支持总分为自变量,焦虑评分总分和抑郁评分总分为因变量,分别采用 Spearman 等级相关进行分析,结果表明,焦虑评分总分和抑郁评分总分与家庭支持总分呈负相关。因此,本次品管圈活动旨在了解 IVF-ET 女性家庭支持现状水平,根据现状中存在的问题并结合文献综述构建适合此类人群的家庭支持干预模式,并验证家庭支持干预的效果,以期为今后的临床支持干预提供依据。

表 18-1　家庭支持现状

项目	例数	构成比	得分(分)
低	15	30％	3.47＋0.74
中	23	46％	8.83＋1.30
高	12	24％	13.00＋1.35
合计	50	100％	8.22＋3.74

注:据表 18-1 结果,76％患者家庭支持处于低中度水平。

表18-2 焦虑水平现状

项目	例数	构成比	得分(分)
正常	5	10%	0
轻度	23	46%	5.01+3.20
中度	16	32%	7.63+1.09
重度	6	12%	12.50+2.35
合计	50	100%	5.63+3.65

注:据表18-2结果,90%患者出现不同程度的焦虑。

表18-3 抑郁水平现状

项目	例数	构成比	得分(分)
正常	31	62%	4.17+3.54
轻度	14	28%	7.29+1.44
中度	3	6%	11.67+0.58
中重度	2	4%	15.50+0.71
合计	50	100%	5.06+3.91

注:据表18-3结果,38%患者出现不同程度的抑郁。

根据项目的调查内容,分析现况水准,进行望差值分析,同时从上级方针、圈的优势、预期效果三个评价项目进行评分,最终拟定8大攻坚点(见表18-4)。

表18-4 望差值与攻坚点选定表

主题	调查项目	期望水平	现况水准	望差值	拟定的攻坚点	上级方针	圈的优势	预期效果	总分	选定的攻坚点
评价基准: 1.重要,3分;次要,2分;微小,1分。 2.取总分超过半数(54分)且单项得分高于18者为攻坚点。 单项:10×3×60%=18分 总分:10×3×3×60%=54分 3."★"代表选定的攻坚点。 4.合计有10名圈员参与评分										
构建IVF-ET女性家庭支持干预模式	医护人员是否给予全面信息支持	是/40人	是/30人	是/10人	给予全方位信息支持	28	22	20	70	★
	家属是否存在错误认知及观念	是/5人	是/20人	是/15人	给予专业及科学的知识宣教	30	20	21	71	★
	健康宣教手册内容是否翔实	是/45人	是/35人	是/10人	制定内容全面的宣教手册	26	22	21	69	★

续表

						评价项目				选定的攻坚点
主题	调查项目	期望水平	现况水准	望差值	拟定的攻坚点	上级方针	圈的优势	预期效果	总分	
构建 IVF-ET 女性家庭支持干预模式	微信科普文章更新是否迅速	是/35 人	是/20 人	是/15 人	及时更新微信科普文章并推送	28	23	20	71	★
	微信公众号使用人次	是/50 人	是/46 人	是/4 人	提高微信公众号使用率	22	12	16	50	
	家属是否给予最大限度的关心和照顾	是/45 人	是/25 人	是/20 人	家属给予情感支持,如心理韧性指导、加强亲情沟通等	29	21	22	72	★
	休养环境是否舒适	是/45 人	是/30 人	是/15 人	提供安静、舒适的休养环境	23	18	19	60	★
	家庭氛围是否温馨和谐	是/46 人	是/35 人	是/11 人	创造温馨和谐的家庭氛围	30	20	23	73	★
	家属是否全程陪护	是/45 人	是/35 人	是/10 人	鼓励家属给予行为支持,如全程陪护等	24	22	22	68	★

评价基准:
1. 重要,3 分;次要,2 分;微小,1 分。
2. 取总分超过半数(54 分)且单项得分高于 18 者为攻坚点。
 单项:10×3×60% = 18 分 总分:10×3×3×60% = 54 分
3. "★"代表选定的攻坚点。
4. 合计有 10 名圈员参与评分

七、目标设定

本圈圈员自我评估圈能力为 75%,改善重点为 100%。

根据目标值计算公式:

目标值 = 现况值 +(1−现况值)×圈能力 ×改善重点

圈员们将家庭支持水平的目标值设定为 81%;对于出现焦虑情绪的患者,将目标值设定为 22.5%;对于出现抑郁情绪的患者,将目标值设定为 9.5%。

八、方策拟定

围绕管理项目的攻坚点,分别对作业性、效益性、挑战性进行评定,判定相应的改善方案(见表 18-5),最终选出 8 个备选方案,并将其合并为三大方策群组:①阶段式信息支持;②个体化情感支持;③辅助性行为支持。

表 18-5　方策制定表

评价基准： 1.重要,3 分;次要,2 分;微小,1 分。 2.取总分超过半数(54 分)且单项得分高于 18 者为攻坚点。 　单项:10×3×60％＝18 分　　总分:10×3×3×60％＝54 分 3."★"代表选定的攻坚点。 4.合计有 10 名圈员参与评分				评价项目				判定
主题	管理项目	攻坚点	改善方案	作业性	效益性	挑战性	总分	
构建 IVF- ET 女性 家庭 支持 干预 模式	阶段式信息 支持	给予全方位信息支持	采用不同的方法提供信息	27	20	22	69	★
		给予专业及科学的知识宣教	各个时期进行有针对性的科普	21	20	21	62	★
		制定内容全面的宣教手册	丰富宣教手册内容	23	20	20	63	★
		及时更新微信科普文章并推送	组织科室人员按时更新并及时推送科普文章	20	18	21	59	★
	个体化情感 支持	家属给予情感支持,如心理韧性指导、加强亲情沟通等	鼓励家属给予情感支持,包括鼓励支持、加强亲情沟通、表达爱意、转移注意力,同时给予患者家属心理韧性指导,建立乐观心态	21	18	21	60	★
	辅助性行为 支持	提供安静、舒适的休养环境	住院期间提供安静、舒适的休养环境	23	18	22	63	★
		创造温馨和谐的家庭氛围	鼓励家属创造温馨和谐的家庭环境	20	20	18	58	★
		鼓励家属给予行为支持,如全程陪护等	看病期间家属全程陪护	23	21	22	66	★

九、最佳方案确定

圈员们通过 PDPC(预测障碍排除)进行障碍判定和副作用判定,以及探讨消除障碍的方法,最后显示,三大方策群组均具有可操作性(见表 18-6),并进入实施阶段。

表 18-6　最适方策探究表

课题	备选方案	障碍判定	副作用判定	消除障碍	判定	方策群组
构建 IVF-ET 女性家庭支持干预模式	采用不同的方法提供信息	部分临床工作者因临床经验不足,信息提供不完全	患者容易理解错误	对低年资临床工作者定期进行培训和考核	★	I
	各个时期进行有针对性的科普	科普内容针对性不够	无	加强临床人员专业知识教育	★	I
	丰富宣教手册内容	内容单一,不够多元化	患者会觉得枯燥乏味	学习兄弟医院科普文章内容,借鉴好的经验	★	I
	组织科室人员按时更新并及时推送科普文章	科室人员因工作繁忙等原因未能及时推送	无	定时提醒	★	I
	鼓励家属给予情感支持,包括鼓励支持、加强亲情沟通、表达爱意、转移注意力、家属给予心理韧性指导、情感支持技能指导	家属因性格原因不善于表达	患者得不到爱的支持和鼓励	鼓励并指导家属表达爱意	★	II
	住院期间提供安静、舒适的休养环境	病区走廊流动人员多,会有吵闹	影响患者休息和心情	固定探视时间,加强相关宣教	★	III
	鼓励家属创造温馨和谐的家庭环境	患者自身压力大	家庭和谐度欠缺	给予心理辅导和调节	★	III
	看病期间家属全程陪护	部分家属因工作等原因无法全程陪护	患者容易出现孤独感	同伴支持,并给予心理安慰和辅导	★	III

十、方策实施

(一)方策群组一:在患者的准备期、启动期、取卵期、移植期进行全程阶段式信息支持

1. 制定涵盖各时期宣教内容的健康宣教手册和微信科普推文。

2. 通过发放健康宣教手册、微信公众号推送宣教内容、集中授课及个体化指导等方式,全方位提供信息支持。

在落实该方策群组后,微信公众号持续推文并推广,目前已有 2510 人关注。制作 ART 助孕手册,建立优化的 IVF 流程并推广应用。

(二)方策群组二:给予患者个体化情感支持

1. 向患者家属讲解常用的倾听技巧,帮助家属更有效地与患者沟通交流。

2.制定个体化情感支持内容,其中包括鼓励支持、加强亲情沟通、表达爱意、转移注意力、家属给予心理韧性指导等。

在落实该方策群组后,问卷调查结果显示患者的焦虑(降低70％)、抑郁(降低30％)和家庭支持水平(增加61％)均有了一定程度的改善。

(三)方策群组三:给予患者辅助性行为支持

1.给予患者全程陪护,为患者争取来自院方或社会层面的经济支持。

2.给予患者用药护理,提供良好的环境支持。

在落实该方策群组后,问卷调查结果显示患者的焦虑(降低70％)、抑郁(降低30％)和家庭支持(增加61％)水平均有了一定程度的改善。

十一、效果确认

(一)有形成果

1.家庭支持水平处于高度的患者占比提升至85％;出现焦虑情绪的患者占比降低至20％;出现抑郁情绪的患者占比降低至8％,目标均已达成。

2.科室满意度由活动前的95.24％提升至活动后的98.2％。

3.根据目标达标率＝(改善后－改善前)/(目标值－改善前)×100％,得到家庭支持水平的目标达标率为107.02％,焦虑情绪的目标达标率为103.70％,抑郁情绪的目标达标率为105.26％。

4.根据进步率＝(改善后－改善前)/改善前×100％,得到家庭支持水平进步率为254.17％,焦虑情绪进步率为77.78％,抑郁情绪进步率为78.95％,均有较大幅度提升。

5.科研成果包括相应课题、论文发表和国家实用新型专利等。

(1)成功申报浙江省教育厅课题一项——"体外受精-胚胎移植女性家庭支持干预模式构建"(2019—2021年),Y201941223。

(2)在 *PLOS ONE* 发表论文"Analyses of medical coping styles and related factors among female patients undergoing *in vitro* fertilization and embryonic transfer";在《护理康复》发表论文"品管圈活动在提高住院患者微信公众平台使用率中的应用""无精子症患者心理压力及应对措施研究进展""专科护士健康教育在胚胎植入前遗传学检测患者多学科协作管理中的应用"。

(3)获得国家实用新型专利4项,分别为隔离式一次性注射器,便于困难移植的一次性胚胎移植管,可调节体位的妇科检查床,医疗垃圾粉碎处理装置。

（二）无形成果

经过本次品管圈活动，圈员们在品管手法、解决问题能力、凝聚力、愉悦感、沟通配合、责任感、积极性以及和谐程度这 8 个方面均有不同程度的提高。

十二、标准化

在活动过程中，将多项流程标准化。

1. 建立"妇院友爱支持之家"平台，借助微信群和微信公众号开设"社群空间"，其主要由平台直播、平台精华、平台日志 3 大模块组成。

2. 建立全方位和个体化家庭支持体系，其中包括全方位多元化信息支持、个体化情感支持、辅助性行为支持。

3. 对 IVF 流程进行改进优化并推广运行。

十三、检讨与改进

回顾本期品管圈活动的整个过程，本期品管圈活动取得了很大的成效，并最终达到了目标值。但在本次品管圈过程中，由于是第一次尝试课题达成型品管圈，所以对于攻坚点的拟定、方案的拟定以及最适方策的探究，不知道考虑是否有不足，为此查阅了很多书籍并请教了相关方面的老师来帮助确定。小组部分成员对 QC 工具运用不够熟练，改善思维局限化等，因此在后期将强化对小组成员 QC 知识的培训。希望能通过改善 IVF-ET 女性患者生殖健康和心理健康水平，改善其妊娠结局，提高患者满意度，增强医院品牌效应，推动和谐社会建设。

参考文献

[1] Karlidere T，Bozkurt A，Ozmenler KN，et al. The influence of emotional distress on the outcome of *in-vitro* fertilization and/or intracytoplasmic sperm injection treatment among infertile Turkish women［J］. Isr J Psychiatry Relat Sci，2008，45（1）:55-64.

[2] 姜璎钊，刘均娥.女性不孕症患者病耻感的研究进展[J].中华护理杂志，2017，52（1）:103-107.

[3] 胡萌萌.女性不孕症患者抑郁焦虑的相关因素分析[D].青岛：青岛大学，2018.

[4] Stanhiser J，Steiner AZ. Psychosocial aspects of fertility and assisted

reproductive technology[J]. Obstet Gynecol Clin North Am，2018，45（3）：563-574.

[5] 赵婷. 不孕症妇女心理状况、家庭功能和社会支持的调查研究[D]. 长春：吉林大学，2016.

[6] Kiesswetter M，Marsoner H，Luehwink A，et al. Impairments in life satisfaction in infertility：associations with perceived stress，affectivity，partnership quality，social support and the desire to have a child. Behav Med，2020，46（2）：130-141.

[7] 刘静. 女性不孕患者的心理干预疗法[J]. 中国性科学，2009，18（5）：33＋35.

[8] Hammarberg K，Astbur J，Baker H. Women's experience of IVF：a follow-up study [J] Hum Reprod，2001，16（2）：374-383.

[9] Boivin J，Appleton TC，Baetens P，et al. Guidelines for counselling in infertility：outline version[J]. Human Reproduction，2001，16（6）：1301-1304.

[10] 陈珠英，沈燕清，任建枝. 健康宣教联合心理干预对体外受精胚胎移植术多囊卵巢综合征不孕症患者心理状态的影响[J]. 中外医学研究，2018，16（32）：93-95.

[11] 范雪芹. 理性情绪疗法在 IVF-ET 女性心理状态及妊娠结局的应用效果分析[J]. 齐齐哈尔医学院学报，2018，39（5）：614-615.

[12] 李静. 正念干预对 IVF-ET 女性生育生活质量的影响及其心理机制研究[D]. 重庆：第三军医大学，2016.

[13] 余晓燕. 胎儿异常孕妇的心理特征及其影响因素研究[D]. 杭州：浙江大学，2016.

[14] 赵婷. 不孕症妇女心理状况、家庭功能和社会支持的调查研究[D]. 长春：吉林大学，2016.

本案例由浙江大学医学院附属妇产科医院提供。
主要团队成员：鄢雨英、马雅、楼航英、樊晓迪、蔡中博、陈瑞哲、孙瑜、吴伊青、陆爱芬、苏怡超

案例十九

提高妊娠糖尿病患者产后 42 天口服葡萄糖耐量试验的随访率

一、团队概况

守护圈,成立于 2018 年 3 月,圈成员由产四科的 11 位医护人员组成,平均年龄 31 岁,其中圈长 1 名、辅导员 2 名,团队致力于完善产科临床操作流程,保证母婴生命安全,减少医疗纠纷的发生,带动医疗质量的改善。

二、选题背景

随着肥胖和久坐生活方式的盛行,全球育龄女性妊娠糖尿病(gestational diabetes mellitus,GDM)的发病率也越来越高。GDM 女性在以后的生活中患糖尿病的风险也会增加(主要是 Ⅱ 型糖尿病)。据估计,有 70% 的 GDM 妇女在妊娠后 22~28 年内发展至糖尿病[1]。血糖的控制不仅需要多方面的综合治疗,而且依赖于患者长期坚持良好的自我管理行为和健康的生活方式[2]。良好的自我管理行为可以使 GDM 患者血糖得到控制,减少围生期及远期并发症的发生[3]。国际妇产科联盟(Federation of International Gynecology and Obstetrics,FIGO)认为"产后管理"这一理念必须受到医务人员和患者的重视[4]。因此,如何做好 GDM 患者产后自我管理,提高 GDM 患者产后自我管理能力,成为提高护理质量管理的重要课题,而通过产后 42 天口服葡萄糖耐量试验(oral glucose tolerance test,OGTT)可以了解产妇的糖代谢恢复情况,并且根据 OGTT 结果指导患者进行饮食、运动、体重、血糖等方面自我管理会更有说服力,患者依从性会更高。为响应浙江省"最多跑一次"改革的号召,我们将优化检验流程,尽可能为患者节省时间,全面提升孕产妇及家属的获得感和幸福感。

三、主题选定

根据母婴同室产科病房的薄弱环节及存在的问题,提出 6 个备选主题,所有圈成员应用主题评价法,从迫切性、可行性、圈能力及改善能力等 4 个方面进行综合评分,最终得出本次品管圈的主题为"提高妊娠糖尿病患者产后 42 天口服葡萄糖耐量试验的随访率"。

四、活动计划拟订

圈员们拟定了活动计划甘特图(见图 19-1)。

五、现况调查

1.随访现况调查

随访现况调查见表 19-1。

表 19-1　随访现况调查表

收集方式	调取门诊 GDM 患者产后复查数据
收集对象	2019 年 1—2 月产四科出院的全体 GDM 患者
随访率	共收集 43 人的样本,其中参加随访的有 3 人,未参加随访的有 40 人,随访率为 6.98%
收集人员	王×

2.调查结果

通过对随访率低的问题进行梳理,发现问题主要集中在以下几个方面。

(1)缺乏系统的产后 42 天 OGTT 随访流程。

(2)患者自身在认知上对糖尿病随访不够重视。

(3)相关培训不到位,知识未及时更新。

(4)监督管理力度不够。

(5)产后门诊医生对糖尿病随访不够重视。

(6)临床工作繁忙而无暇顾及。

六、目标值设定

1.圈能力评估

通过对品管圈所有成员从工作年限、学历、主题改善能力三个方面进行圈能力评估,最终计算圈能力值为 80%。

2.目标值设定

实施前:产后 42 天 OGTT 随访率为 6.98%。

目标值:70.27%。

设定理由:目标值=现况值+(1-现况值)×改善重点×圈能力
$$=6.98\%+(1-6.98\%)\times0.84\times0.81=70.27\%$$

	主题	4月 1 2 3 4 周	5月 1 2 3 4 周	6月 1 2 3 4 周	7月 1 2 3 4 周	8月 1 2 3 4 周	9月 1 2 3 4 周	10月 1 2 3 4 周	11月 1 2 3 4 周	12月 1 2 3 4 周	参与人员
P	主题选定	┄									汪×
	活动计划拟订		┄								张×
	现状把握		┄								王×
	目标设定			┄							刘×
	解析				┄						滕×
	对策拟定				┄						孙×
D	对策实施与检讨					┄	┄	┄			马× 杜×
C	效果确认								┄		吴×
A	标准化									┄	王×
	检讨改进									┄	杨×

图19-1 活动计划甘特图

注：┄表示计划线；—表示实施线

七、解 析

组织圈内成员会议,对第一阶段所做的工作进行总结,根据科室成员的调查表,分析 GDM 患者产后 42 天 OGTT 随访率低的原因,并绘制鱼骨图(见图 19-2)。

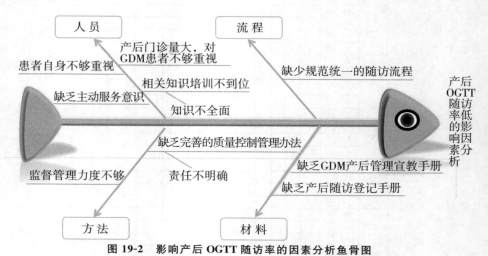

图 19-2 影响产后 OGTT 随访率的因素分析鱼骨图

八、对策拟定

全体圈员就每一评价项目,依可行性、圈能力、效益性等进行对策选定。评价方式:优,5 分;可,3 分;差,1 分。圈员共 8 人,总分 120 分,按照"80/20"法则,80 分以上为实行对策,共圈选出 5 个对策群组(见表 19-2)。

表 19-2　对策方案选定表

问题	原因分析		对策方案	评价					负责人	对策群组编号
	原因	说明		可行性	圈能力	效益性	总分	选定		
GDM 患者产后 OGTT 随访率低	培训不到位	医护人员对相关知识了解不全面	组织科室内业务学习,晨会学习	32	32	30	94	☆	汪×	对策群组一
	产后门诊量大	产后门诊时间短,患者多,忽视了对糖尿病的管理	1. GDM 患者出院时提前开好 OGTT 医嘱	32	32	32	96	☆	杜×	对策群组二
			2. 与产后门诊医生沟通,重视对产后 GDM 患者结果的解读	32	30	28	90	☆	孙×	对策群组二
	缺乏系统的流程	缺乏系统的产后 42 天 OGTT 的随访流程	1. 制定科室内的 GDM 患者产后 42 天 OGTT 随访流程	32	32	30	94	☆	刘×、滕×	对策群组三
			2. 利用云随访系统将随访流程及 OGTT 检查方法发放至患者手机上	32	30	30	92	☆	王×	对策群组三
	管理不到位	医护人员自身缺乏重视	1. 加强监督管理	28	34	30	92	☆	金×、汪×、王×	对策群组四
			2. 建立奖惩机制	32	30	32	94	☆	金×	对策群组四
	患者不重视	患者随访依从性差	1. 宣教前强调糖尿病的危害(尤其是远期危害)以及 OGTT 随访的意义,使其全思想上重视	32	30	32	94	☆	王×、汪×	对策群组五
			2. 挑选产妇恢复程度好、精神状态佳的时候进行宣教,家属同时接受宣教	30	32	30	92	☆	刘×	对策群组五

九、对策实施

(一)对策群组一:加强医护人员相关知识培训

1.请科室妊娠糖尿病专家为医护人员培训相关知识。

2.每周一次晨会上不断学习,加深印象。

3.培训前后进行考核,提高医护人员的学习积极性。

培训前,妊娠糖尿病相关理论考试的平均分为 76 分;在该对策群组实施后,平均分提高至 95 分,该对策有效。

（二）对策群组二：提高产后门诊医生对 OGTT 随访的重视程度

1.响应"最多跑一次"改革的号召，我们优化检验流程，让患者更便利，更愿意接受 42 天 OGTT 的随访。

2.与产后门诊医生做好协商，加强对糖尿病患者的产后管理。

在该对策群组实施后，GDM 患者产后 OGTT 的随访率从 6.98% 上升至 35%。病房医生对 GDM 患者产后 OGTT 非常支持，将其列为常态化流程。优化流程后，产后门诊医生不需要开 OGTT 医嘱以及等 OGTT 的报告，提高了工作效率，加强了对糖尿病产后随访的管理。

（三）对策群组三：制定系统的随访流程

1.制定并优化出一套系统的宣教流程；针对不合理的环节，及时整改。

2.对患者从入院到出院的每个宣教环节进行分工并交接班，明确责任。

在制定随访流程后，对科内 65 名在岗医护人员进行培训并考核，全员通过考核。

（四）对策群组四：提高患者对 GDM 产后自我管理的重视度

1.宣教前强调糖尿病的危害（尤其远期危害）以及 OGTT 随访的意义，使其在思想上重视。

2.挑选产妇恢复程度好、精神状态佳的时候进行宣教，家属同时接受宣教。

在该对策群组实施后，大部分患者表示愿意进行 OGTT 的随访并熟悉随访流程；对流程不了解的，出院时再加强宣教。

（五）对策群组五：加强监督管理

1.科主任、护士长一再强调产后 42 天 OGTT 随访的重要性，加强监督。

2.建立 GDM 患者产后随访登记本，护士长及责任组组长不定时抽查，对完成度低的护士进行重点追踪。

3.与绩效挂钩，宣教及时有效，患者满意的予以奖励。

在该对策群组实施前期，医护人员容易忽略随访登记本的登记；经过一段时间的监督和管理，随访登记率及完整性大大提高了，该随访登记方便了监督人员对随访宣教的监督工作以及后期的数据查询。

十、效果确认

(一)有形成果

1. GDM 患者的 OGTT 随访率

经过此次质量改进,GDM 患者的 OGTT 随访率从 6.98% 上升至 72.5%。

2. 目标达标率

$$目标达标率=(改善后-改善前)/(目标值-改善前)×100\%$$
$$=(72.5\%-6.98\%)/(70.27\%-6.98\%)×100\%$$
$$=103.52\%$$

3. 科研成果

科研成果包括:基于物联网智能技术的妊娠糖尿病孕妇运动管理的研究(2020KY172),康全力联合膳食管理对妊娠糖尿病患者妊娠结局影响的随机对照试验研究(2017-KY-061-01)。

(二)无形成果

经过本次品管圈活动,圈员们在品管手法运用、团体精神、促进脑力开发、沟通协调、活动信心、意识改善等 6 个方面均有不同程度的提高。

十一、标准化

活动过程中,将多项制度流程标准化,方便指导日常工作,如 GDM 患者产后 OGTT 随访流程,妊娠糖尿病患者宣教手册,及云随访系统中的妊娠糖尿病患者的宣教内容等。

十二、检讨与改进

回顾本期品管圈活动的整个过程,本次活动取得了很大的成效,并最终达到了目标值,但是最终目标是提高 GDM 患者产后自我管理能力,包括患者饮食、运动及体重控制等管理。目前,医院人力有限,出院患者的大范围随访与宣教仍有困难,还需圈员及科室所有成员共同努力。

参考文献

[1] Committee on Practice Bulletins-Obstetrics. Practice Bulletin No. 180:
Gestational Diabetes Mellitus [J]. Obstet Gynecol, 2017, 130(1):

e17-e37.

[2] 罗云玲,洪普."三位一体"无缝隙护理服务模式在妊娠期糖尿病患者中的应用[J].中国护理管理,2013,13(8):82-85.

[3] 郭慧洁,王吉平,徐倩倩.记录糖尿病日历对妊娠期糖尿病患者自我管理行为及血糖的影响[J]护理学杂志,2016,31(5):24-27.

[4] Hod M,Anil K,Sacks DA,et a1. The International Federation of Gynecology and Obstetrics(FIGO)Initiative on gestational diabetes mellitus:a pragmatic guide for diagnosis,management,and care[J]. Inter J Gynecol Obstet,2015,131(Suppl 3):S173-S211.

本案例由浙江大学医学院附属妇产科医院提供。
主要成员:汪静、杜蒙恺、王芳芳、王雅萍、刘宁宁、张乐、滕丽清、吴珂、
　　　　马蓓蓓、孙月月、杨莉莎

案例二十

提高医院环境物表清洁消毒质量

一、团队概况

清洁圈,于 2020 年 1 月成立,有圈长 1 名、辅导员 1 名、圈员 8 名,涉及院感科、护理部、总务科、设备科 4 个部门,平均年龄 40 岁,团队致力于提高工勤人员清洁消毒技能,正确处置清洁消毒工具,改善清洁消毒质量,提高医院患者满意度,减少因环境清洁消毒不到位导致的医源性感染。

二、选题背景

近 10 年来不断积累的循证医学证据表明,医疗机构的环境表面污染是导致医院感染(hospital acquired infection,HAI)暴发与流行的关键因素。发表在《柳叶刀》(*The Lancet*)杂志上的一项有关强化病房终末消毒的效益研究结果表明,医疗机构的环境物体表面污染是易感患者感染医院相关病原微生物的重要来源,强化终末消毒可以使多重耐药菌和艰难梭菌感染的发生率降低 10%~30%[1]。也有大量研究表明,医院环境物体表面(简称环境物表)等同于患者皮肤表面[2,3],重症监护病房的环境物表对患者来说尤其至关重要,做好环境物表清洁消毒能够有效地降低医院感染的发生率[4,5]。

近年来,国内越来越重视医院环境卫生质量,并于 2016 年颁发了卫生行业标准《医疗机构环境表面清洁与消毒管理规范(WS/T512—2016)》,对医院环境物表清洁与消毒提出了具体要求。通过查阅文献发现,目前我国各家医院环境物表清洁与消毒质量堪忧[6]。也有研究表明,高频接触的表面清洁后又快速被污染、清洁消毒方法不对、洁具管理不到位、保洁人员感控知识匮乏等,严重阻碍了环境物表清洁消毒效果的提升[7]。

目前,虽然我院在环境物表清洁消毒方面做了一些工作,但是环境清洁消毒效果仍然不理想,整个环境物表清洁消毒管理过程中仍存在诸多问题或不规范的操作,如洁具的管理、工勤人员的管理等方面。此次由院感科牵头,以品管圈为管理工具,通过不断改进和提高医院环境物表的清洁消毒效果,致力于降低医源性感染的发生率。

三、主题选定

根据医院内感染防控的薄弱环节及存在问题,提出6个备选主题,所有圈员应用主题评价法,从重要性、可行性、迫切性、圈能力等4个方面进行综合评分,最终得出本次品管圈的主题为提高医院环境物表清洁消毒质量。

四、活动计划拟订

圈员们拟定了活动计划甘特图(见图20-1)。

五、现况把握

1."三现"调查结果

通过检查梳理医院整体环境清洁消毒环节,发现主要存在以下问题。

(1)院内无洁具处置间:活动之前,院内的洁具以院外清洗及部分科室内部自行清洗为主,没有统一处置间,存在交叉感染的隐患。

(2)洁具配备不全:活动前,院内的拖把以拖布头为主,颜色分类与规范推荐的微纤拖把不同,较难清洗消毒。

(3)部分制度SOP不适用:活动前,院内缺少相应的SOP,且不够细化,参考价值不大。

(4)监测手段有限:活动前,环境物表的清洁消毒效果监测以微生物培养方式为主,以ATP监测为辅[ATP法,即利用"荧光素酶-荧光素体系"快速检测三磷酸腺苷(ATP)],采样拭子为普通棉签,捕获率较低。

(5)清洁消毒方式不规范:活动前,工勤人员存在消毒液配比错误、抹布分类不正确、擦拭方法不正确等问题。

(6)工勤人员配备不足:活动前,院内工勤人员不足及分配不均,导致大部分终末消毒不及时、不到位。

	主题	\n2020年第一季度 1月	2月	3月	2020年第二季度 4月	5月	6月	2020年第三季度 7月	8月	9月	2020年第四季度 10月	11月	12月	2021年第一季度 1月	2月	3月	2021年第二季度 4月	5月	6月	2021年第三季度 7月	8月	9月	参与人员
P	主题选定	… —																					全体圈员
	计划拟订	…	… —																				上官×
	现况把握		…	… —																			吴×、张×
	目标设定				… —																		全体圈员
	解析					… —																	全体圈员
	对策拟定					… —																	全体圈员
D	实施与检讨						… —	…	…	…	…	…	…	…	… —								全体圈员
	效果确认																… —	… —					林×
C	标准化																			… —	… —		全体圈员
A	检讨与改进																				… —	… —	全体圈员

图20-1 活动计划甘特图

注:···表示计划线;—表示实施线

2.消毒效果现况调查

消毒效果现况调查见表 20-1。

表 20-1 消毒效果现况调查表

收集方式	选择具有一定代表性的科室,如产七科、新生儿科、肿瘤二科,对环境物表清洁消毒效果进行采样抽检
收集资料	采样科室、采样位置、采样方式、采样结果
收集时间	2020 年 1—3 月
使用培养法采集的标本	275 份
使用 ATP 法采集的标本	90 份
合格率	培养法:7 例不合格,不合格率为 2.55%;ATP 法,18 例合格,合格率为 20%
收集人员	吴×、张×

六、目标设定

1.圈能力评估

通过对品管圈所有成员的工作年限、学历、主题改善能力三个方面进行圈能力评估,最终计算得出圈能力值为 78%。

2.目标值设定

(1)提高终末清洁消毒效果合格率(ATP 法):改善前,终末消毒效果合格率为 20%;目标值设定为 82.4%。

设定理由:

$$目标值=现况值+改善值$$
$$=现况值+(1-现况值)\times 改善重点 \times 圈能力$$
$$=20\%+(1-20\%)\times 100\% \times 78\%$$
$$=82.4\%$$

(2)降低环境物表细菌培养不合格率:改善前,环境物表细菌培养不合格率为 2.55%;目标值设为 0.56%。

设定理由:

$$目标值=现况值-改善值$$
$$=现况值-(现况值\times 圈能力 \times 改善重点)$$
$$=2.55\%-(2.55\%\times 78\% \times 100\%)$$
$$=0.56\%$$

七、解 析

圈员们集思广益,头脑风暴,找出影响环境物表清洁消毒效果的因素,得出如下鱼骨图(见图 20-2)。

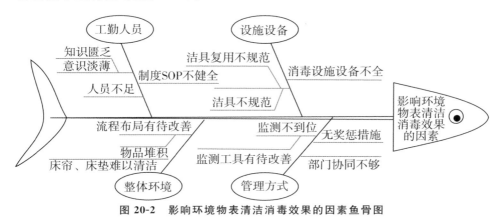

图 20-2 影响环境物表清洁消毒效果的因素鱼骨图

八、对策拟定

全体圈员根据原因分析提出相应的对策,通过对策拟定评分表,从可行性、经济性、效益性选取对策措施(见表 20-2)。评价方式:优,5 分;可,3 分;差,1 分。圈员共 8 人,总分 120 分。按"80/20"法则,96 分以上为实行对策,共选出 4 个对策群组,分别为提高工勤人员感控知识或技能(对策群组一)、清洁工具的配备及改善(对策群组二)、医院环境清洁消毒重点环节的改善(对策群组三)、加强环境物表日常监测(对策群组四)。

表 20-2 对策方案选定表

问题	原因分析		对策方案	评价			总分	负责人	对策编号	对策采纳
	要因	原因		可行性	经济性	效益性				
医院环境清洁消毒效果合格率较低的原因	工勤人员	标准 SOP 不全	完善标准制度 SOP	40	40	36	116	林×、张×	对策群组一	☆
		知识匮乏	加强培训及考核	38	36	39	113	上官×、林×	对策群组一	☆
		意识淡薄	加强培训及考核	38	36	39	113	上官×、林×	对策群组一	☆
		人员配备不足	增加人员	35	33	34	102	邵×、朱×	对策群组一	☆

续表

问题	原因分析		对策方案	评价			总分	负责人	对策编号	对策采纳
	要因	原因		可行性	经济性	效益性				
医院环境清洁消毒效果合格率较低的原因	设施设备	洁具有待改进	增加或更换洁具	40	37	36	113	邵×、朱×	对策群组二	☆
		洁具复用不当	洁具间改造	34	35	35	104	上官×、林×	对策群组二	☆
		床帘、床垫难以清洁	更换易清洁的床垫	24	22	32	78	邵×、朱×	对策群组二	
		消毒设施不全	增加清洁消毒设施	37	35	37	109	邵×、朱×	对策群组三	☆
	医院环境	布局流程待改善	改善整体环境	32	39	38	109	李×	对策群组三	☆
	管理方式	清洁质量监测不到位	增加监测方式、频率	35	34	31	100	江×、吴×	对策群组四	☆
		无奖惩措施	建立奖惩机制	35	30	30	95	邵×、朱×	对策群组四	

九、方策实施

(一)对策群组一:提高工勤人员感控知识或技能

1.专家解读《环境物表清洁消毒规范》。

2.小组讨论确定修订或新增制度及 SOP 清单。

3.制度及 SOP 标准化。

4.制作标识方便记忆。

5.拍摄操作视频。

6.加强培训及考核。

在该方策群组落实整改后,工勤人员感控知识掌握水平显著提高,由之前的 40.12% 提高到 82.33%,各项技能操作正确率由 61.23% 提高到 90.71%。

(二)对策群组二:清洁工具的配备及改善

1.对擦拭毛巾进行颜色分类,制定一览表(专区专用)。

2.将拖把更换为可拆卸微纤维拖头,一地一巾。

3.配备统一的洁具车。

4.重点科室配备一次性消毒湿巾。

5.改造洁具处置间,规范处置流程。

通过对清洁工具的配备和改善,将全部不可脱卸的拖布头更换为微纤拖布,避免了交叉污染,符合《医疗环境物表清洁消毒规范》中的推荐建议,并且完成了洁具处置间的改造,规范集中统一处置流程。

(三)对策群组三:医院环境清洁消毒重点环节的改善

1.增加院内公共区域的快速手消剂。

2.统一设置标准洗手部。

3.病房环境大整顿。

4.织物集中清点处置,减少脏污织物对环境的污染。

5.试用防渗床垫。

6.增加保洁人员的配备。

7.增加环境物表清洁消毒频率。

在该方策群组落实整改后,医院环境整体得到提升,清洁度显著提高,工勤人员每床单元终末消毒时间平均缩短约 5~10 分钟,终末清洁消毒合格率(ATP 监测)由之前的 20.00% 提升到 87.78%,且日常环境物表细菌培养不合格率由之前的 2.55% 降至 0.34%。

(四)对策群四:加强环境物表日常监测

1.增加监测频率,环境物表采样培养,每月一次;ATP 检测,每月至少一次;引进新的采样棒(3M 海绵棒)增加捕获率。

2.引进新的物表系统,规范临床环境物表采样送检。

通过加强对环境物表的日常监测,实现临床科室的环境物表采样过程规范化,全部电子化开单,且标签贴错率为 0。

十、效果确认

(一)有形成果

1.终末清洁消毒(ATP)合格率

经过 3 个月效果追踪,终末清洁消毒(ATP)合格率提升至 87.78%,环境物表细菌培养不合格率降至 0.34%,目标达成。

2.目标达标率

$$目标达标率 1 = (改善后-改善前)/(目标值-改善前)×100\%$$
$$= (87.78\%-20\%)/(82.4\%-20\%)×100\%$$
$$= 108.62\%$$

$$目标达标率 2 = (改善后-改善前)/(目标值-改善前)×100\%$$

$$=(0.34\%-2.55\%)/(0.56\%-2.55\%)\times100\%$$
$$=111.06\%$$

3. 科研成果

申报浙江省教育厅科研项目 1 项——"医院手机物体表面清洁消毒效果与多重耐药菌定值的研究》(2018—2020 年),Y201840626;在《中华医院感染学杂志》发表论文"浙江省某医院 NICU 医务人员手机清洁消毒效果现况调查"。

(二)无形成果

经过本次品管圈活动,圈员在品管手法、解决问题能力、团队精神、愉悦程度、脑力开发、沟通协调、活动信心、责任荣誉等 8 个方面均有不同程度的提高。

十一、标准化

在品管圈活动过程中,将多项制度流程标准化,方便指导日常工作,如重新修订了《护理单元清洁与消毒制度》《医院清洁卫生制度》《医院洗涤间管理制度》,并绘制床单位终末消毒流程图、多重耐药菌患者终末消毒流程图、婴儿暖箱清洁消毒流程图、新冠疫情期间医院各区域消毒频次示意图、新冠疫情期间空调系统使用示意图等;指导编制了《工勤人员应知应会手册》;设置了统一的清洁车标准;并拍摄教学视频(如床单位终末消毒、新生儿暖箱清洁消毒、不同颜色抹布的使用、洁具的管理等)。

十二、检讨与改进

回顾本期品管圈活动的整个过程,本次品管圈活动取得了很大的成效,并最终达标。但在本次品管圈过程中,由于执行时间较久,所以很难保证所有圈员的积极性,且在标准执行过程中必须建立常态化的管理机制,才能巩固标准执行的成果;部分圈员对 QC 工具运用不够熟练,改善思维局限化等,因此后期将强化对圈员 QC 知识的培训,探索针对《医疗机构环境表面清洁与消毒管理规范(WS/T512—2016)》在新院区打造标准洁具处置间,使规范真正落地。

参考文献

[1] 徐虹，倪晓平. WS/T 512—2016《医疗机构环境表面清洁与消毒管理规范》重点解读[J]. 中国消毒学杂志，2017,34(4):356-359.

[2] Abubakar U. Point-prevalence survey of hospital acquired infections in three acute care hospitals in Northern Nigeria [J]. Antimicrob Resist Infect Control,2020，9(1):63.

[3] Zaidi AK. Hospital-acquired neonatal infections in developing countries [J]. Lancet，2005，365：1175-1188.

[4] Sammons JS，Graf EH，Townsend S，et al. Outbreak of adenovirus in a neonatal intensive care unit：critical importance of equipment cleaning during inpatient ophthalmologic examinations [J]. Ophthalmology，2019，126(1):137-143.

[5] 程莉莉,张秀月,毛健,等. 环境清洁消毒质量对降低新生儿败血症感染的效果评估[J]. 中华医院感染学杂志，2018，028(018):2825-2828.

[6] Huang J，Cui C，Zhou S，et al. Impact of multicenter unified enhanced environmental cleaning and disinfection measures on nosocomial infections among patients in intensive care units [J]. J Int Med Res，2020，48(8):300060520949766.

[7] 吴睿,许斯,张艳,等. 重症监护病房高频接触表面清洁消毒干预效果评价[J]. 中华医院感染学杂志，2018，28(19):3026-3028.

本案例由浙江大学医学院附属妇产科医院提供。
主要团队成员：上官雪军、林蓉、邵卫红、李雅岑、江川、朱抱琴、吴菠、张瑞

案例二十一

"一心一疫"提高妇科日间手术中心工作效率，缩短患者在院时长

一、团队概况

品质圈于 2020 年 10 月份成立，由妇科日间手术中心医护人员自愿组成，包括副高及以上医护人员 2 人，中级医护人员 9 人，住院医师 1 人，平均年龄 37.5 岁。品质圈致力现有基于智能信息平台的妇科日间手术全流程管理优化及改进，集思广益、群策群力分析问题，采用科学的方法、智能的方式来解决实际问题。在新冠疫情严格防控情形下，显著缩短患者在院时长，减少患者来院次数，提高患者就医便捷性，落实"最多跑一次"，真正实现"患者少跑腿、信息多跑腿"；提高医务工作效率，节约人力资源，实现医疗质量的突破。

二、选题背景

日间手术自 2001 年从国外引进并开展以来，发展迅猛。这种先进的手术管理模式具备"短、平、快"的优势，有效缩短平均住院日，节约医疗成本，高效缓解"看病难、住院难、一床难求"的现状[1]。2015 年 5 月，国务院办公厅发布《关于城市公立医院综合改革试点的指导意见》，明确提出将日间手术纳入医改[2]。国家卫计委亦发布文件要求各级医院进一步探索并强化日间手术精细化管理[3]。目前，开展日间手术的难点是如何实施妇产专科特色的规范化管理体系及标准化围手术期流程，实现日间诊疗效率和患者就医便捷的最大化，缓解医患供需紧张状态。2020 年初新冠疫情暴发后，医疗机构承担着新冠防控与救治的多重任务，面临着较高的交叉感染和疫情传播风险。优化就医流程，减少患者来院次数，缩短患者在院滞留时长，将显著降低患者院感概率，助力新冠疫情防控管理，提高患者就医便捷性。

浙江大学医学院附属妇产科医院（简称浙大妇院），作为省级三级甲等

妇产科专科医院，负责省内外急重症患者的诊治工作，但开放床位有限。日间手术针对年轻、病程短、病种单一的患者，通过日间模式加快床位周转。三级甲等医院日间手术占比需达到 25％ 以上。浙大妇院妇科日间手术中心自 2015 年成立，目前年手术量逾 3000 台，已形成妇科日间手术"评估-预约-住院-随访-慢病管理"全程管理模式。在新冠疫情背景下，积极落实防控措施同时积极复工复产，实现量与质的突破，需要进一步优化现有就诊流程，进一步精细化管理，提高效率，缩短患者在院时长，降低疫情传播风险。

目前，患者对优质医疗服务的要求越来越高，在智能时代大背景下，医院更应充分利用智能信息平台[4,5]，持续改进就医流程，在保证医疗安全的基础上，尽可能地减少对患者日常生活、工作的影响，真正落实浙江省"最多跑一次"便民改革，同时亦符合医院新冠疫情防控的需求。

三、主题选定

圈员们通过头脑风暴提出 4 个备选主题，所有圈员采取主题评价法，从上级政策、重要性、迫切性、圈能力 4 个方面进行综合评分，最终得出本次品管圈的主题为"'一心一疫'提高妇科日间手术中心工作效率，缩短患者在院时长"。

四、活动计划拟订

圈员们经讨论，决定将活动计划定为 13 个月。总体实施按照计划进行，完成顺利（见图 21-1）。

五、现况把握

（一）患者在院时长数据采集

1. 现状流程调查

患者经妇科日间手术门诊完成评估准入，开具术前检查单，核实检查结果，剔除不适宜手术的患者，建档纳入智能平台，麻醉疼痛门诊评估，完成预约及宣教。日间手术中心流程见图 21-2。

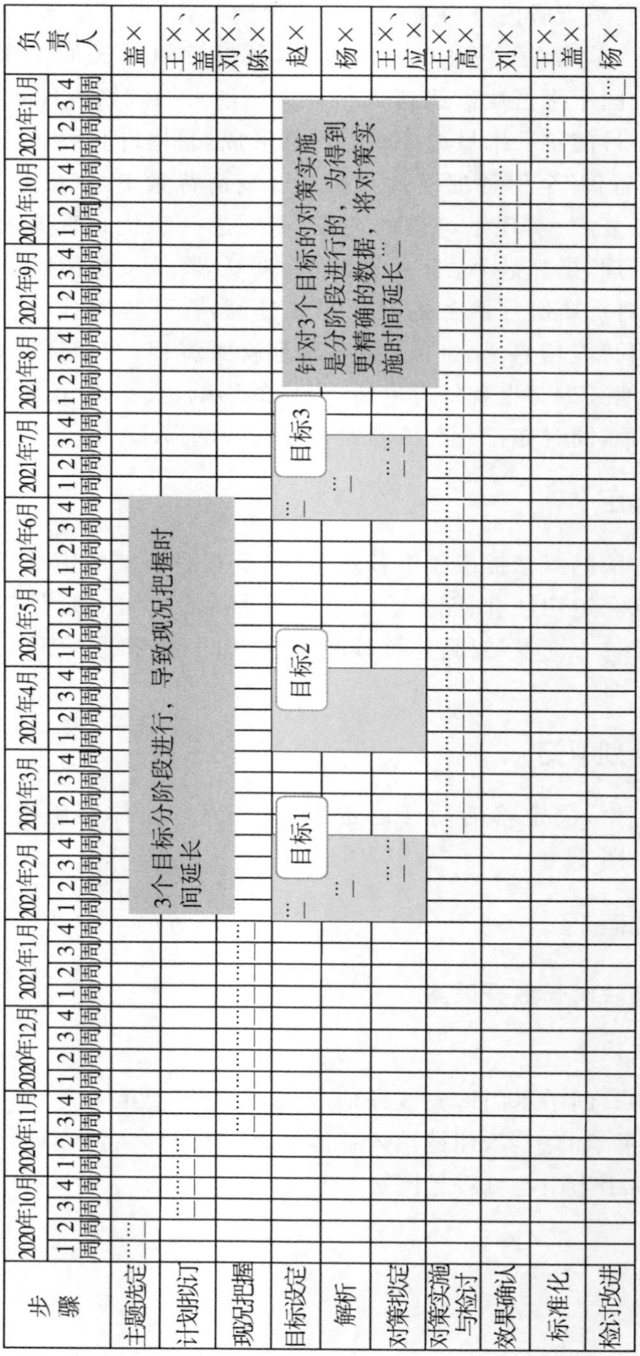

步骤	2020年10月～2021年11月（各月分4周）	负责人
主题选定		盖×
计划拟订		王×、盖×
现况把握		刘×、陈×
目标设定		赵×
解析		杨×
对策拟定		王×、应×
对策实施与检讨		王×、高×
效果确认		刘×
标准化		王×、盖×
检讨改进		杨×

3个目标分阶段进行，导致现况把握时间延长

针对3个目标的对策实施是分阶段实施，为得到更精确的数据，将对策实施时间延长

目标1 目标2 目标3

图21-1 活动计划甘特图

注：┈表示计划线；—表示实施线

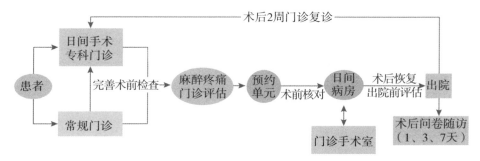

图 21-2 妇科日间手术中心流程图

2.数据统计

(1)门诊评估预约时长:回顾 2020 年 11 月 20 日—2021 月 1 月 31 日妇科日间手术门诊就诊并成功预约日间手术的患者,共计 598 人次,统计其自门诊开始评估至手术预约成功的时长平均为 1562 分钟(26.04 小时),就医次数平均为 1.39 次。当日门诊就诊完成评估并成功预约手术患者共 392 人次,实现"最多跑一次"占比 65.55%;未于就诊当日完成手术预约患者共 206 人次,占比 34.45%。

(2)住院时长:回顾我科 2021 年 1—3 月门诊一日病房住院患者共计 786 人次,统计患者入院至出院时长平均为 452 分钟(7.54 小时);超过平均住院时长患者共计 146 人次,占比 18.58%。

(3)术后复诊耗时:因术后患者门诊复诊期间在院逗留时间无法精确统计,根据反馈得出术后复诊耗时大致为 2 小时,以此记为术后门诊复诊患者在院时长;线上复诊计在院时长为 0 小时。回顾我科 2021 年 3—6 月手术患者共 1301 人次,术后 2 周内门诊复诊共 1078 人次,线下复诊率为 82.86%,术后复诊时长为 1.66 小时。

3.查检汇总

查检汇总结果(见表 21-1 至表 21-3)。

表 21-1 门诊评估预约耗时长查检表

存在问题	人次	占比	累计百分比
麻醉门诊挂号困难	72	34.95%	34.95%
流程动线不流畅	51	24.76%	59.71%
患者需等所有报告回报再预约手术	43	20.87%	80.58%

续表

存在问题	人次	占比	累计百分比
部分检查需预约,无法当日完成	16	7.77%	88.35%
患者个人原因未及时完善检查并预约	12	5.83%	94.17%
因内科合并症需额外检查评估	7	3.40%	97.57%
门诊检查项目多	5	2.43%	100.00%
合计	206	100.00%	

表 21-2 住院时间偏长查检表

存在问题	人次	占比	累计百分比
术后疼痛、恶心呕吐影响恢复	52	35.62%	35.62%
出院结算欠便捷	42	28.77%	64.38%
临床路径管理欠规范	23	15.75%	80.14%
麻醉药物副作用	13	8.90%	89.04%
对患者术后宣教不到位	7	4.79%	93.84%
医嘱通费慢	6	4.11%	97.95%
患者体质因素	3	2.05%	100.00%
合计	146	100%	

表 21-3 术后复诊耗时长查检表

存在问题	人次	占比	累计百分比
缺乏便捷的线上咨询途径	456	42.30%	42.30%
术后随访问卷单一	388	35.99%	78.29%
以问卷回复形式反馈病情,交互性有限	70	6.49%	84.79%
相对于线上咨询,患者更愿意线下门诊就诊	54	5.01%	89.80%
科室微信公众号无法实时答疑、查阅病理	46	4.27%	94.06%
术后问卷题量过多,患者线上答题意愿低	43	3.99%	98.05%
信息系统不稳致术后问卷发放/回复异常	21	1.95%	100.00%
合计	1078	100.00%	

4.改善前柏拉图

(1)改善前门诊评估预约耗时长原因的柏拉图见图 21-3。

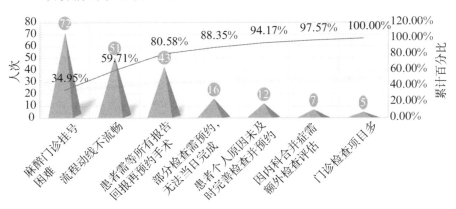

图 21-3　改善前门诊评估预约耗时长原因的柏拉图

(2)改善前住院时间偏长原因的柏拉图见图 21-4。

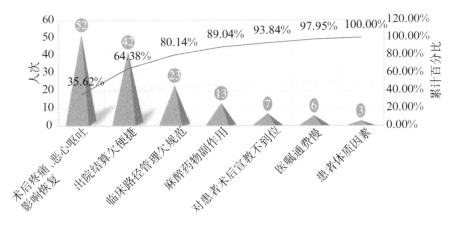

图 21-4　改善前住院时间偏长原因的柏拉图

（3）术后复诊耗时长原因的柏拉图见图 21-5。

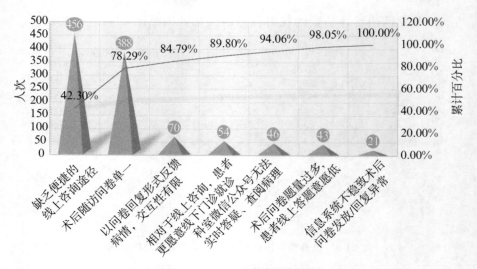

图 21-5　术后复诊耗时长原因的柏拉图

六、目标设定

（一）目标值一

将患者门诊评估/预约手术耗时由 26.04 小时降至 12.07 小时。下降幅度为 53.65%。

设定理由：

（1）改善前统计 2020 年 11 月 20 日—2021 年 1 月 31 日门诊评估/预约手术患者共 598 人次，平均耗时 26.04 小时。

（2）分析改善前柏拉图，前三项原因占 80.58%，根据"80/20"法则，将其设为改善重点。

（3）12 名圈员对圈能力进行打分，计算得平均分为 3.33 分，满分 5 分，圈能力为 3.33/5×100%＝66.60%。

（4）目标值一＝现况值－改善值＝现状值－（现状值×改善重点×圈能力）＝26.04－（26.04×80.58%×66.60%）≈12.07 小时。

（二）目标值二

将日间手术患者住院时长由 452 分钟（7.54 小时）缩短至 211 分钟（3.52 小时）。

设定理由:

(1)改善前统计 2021 年 1 月、2 月、3 月日间病房手术患者共 786 人次,平均住院时长 452 分钟(7.54 小时)。

(2)分析改善前柏拉图,前三项原因占 80.14%,根据"80/20"法则,将其设为改善重点。

(3)12 名圈员对圈能力进行打分,计算得平均分为 3.33 分,满分 5 分,圈能力为 $3.33/5 \times 100\% = 66.60\%$。

(4)目标值二=现况值-改善值=现状值-(现状值×改善重点×圈能力)=$7.54 - (7.54 \times 80.14\% \times 66.60\%) \approx 3.52$ 小时。

(三)目标值三

日间术后患者复诊在院时长由 1.66 小时降至 0.79 小时。

设定理由:

(1)改善前统计 2021 年 3 月、4 月、5 月日间术后复诊患者共 1078 人次,平均耗时 1.66 小时。

(2)分析改善前柏拉图,前三项原因占 84.79%,根据"80/20"法则,将其设为改善重点。

(3)12 名圈员对圈能力进行打分,计算得平均分为 3.33 分,满分 5 分,圈能力为 $3.33/5 \times 100\% = 66.60\%$。

(4)目标值三=现况值-改善值=现状值-(现状值×改善重点×圈能力)=$1.66 - (1.66 \times 84.79\% \times 66.60\%) \approx 0.72$ 小时。

七、解 析

根据统计结果,圈员们展开头脑风暴,运用鱼骨图,从门诊评估预约、住院围手术期管理、出院后随访等多方面分析患者在院时间长的原因(见图 21-6 至图 21-8)。

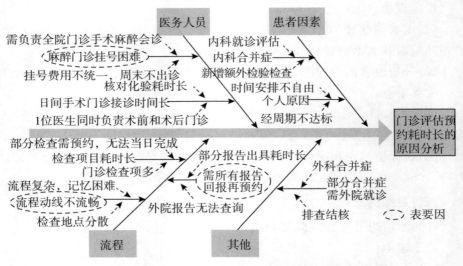

图 21-6　门诊评估预约耗时长原因分析鱼骨图

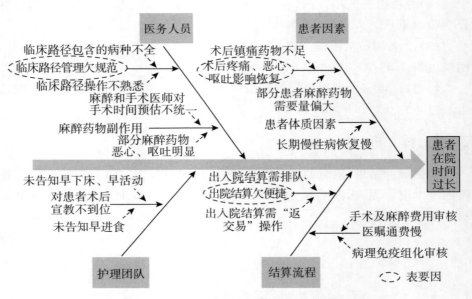

图 21-7　患者在院时间过长原因分析鱼骨图

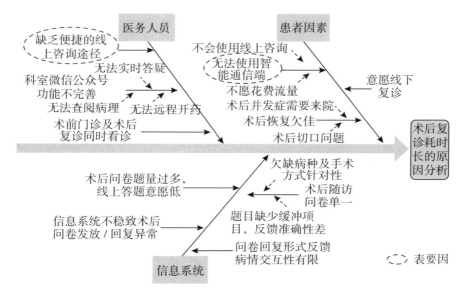

图 21-8　患者术后复诊耗时长原因分析鱼骨图

八、对策拟定

针对门诊评估预约耗时长、患者在院时间过长、术后复诊耗时长这三个问题点,分别制定了对策方案(见表 21-4 至表 21-6)。全体圈员就每一评价项目,据可行性、经济性、圈能力等进行对策选定。评价方式:优,5 分;可,3 分;差,1 分。圈员共 12 人,总分 180 分,按照"80/20"法则,144 分以上为实行对策,共选出 9 个对策。

表 21-4　门诊评估预约耗时长的对策拟定表

原因分析		对策方案	评价			总分	采纳	提案人	负责者	对策编号
			可行性	经济性	圈能力					
麻醉门诊挂号困难	需负责全院门诊手术麻醉会诊	取消麻醉疼痛门诊就诊评估,改为住院后评估	58	52	52	162	是	王×	王×、盖×、应×	对策一
	挂号费用不统一	与麻醉科及门诊办公室协商,统一麻醉挂号费用	30	44	36	110	否	应×		
	无周末门诊	与麻醉科协商,增加周末门诊	28	44	36	108	否	盖×		
	麻醉出诊医生数量少	与麻醉科协商,增加麻醉门诊出诊医生数量	30	40	36	106	否	盖×		

续表

原因分析		对策方案	评价			总分	采纳	提案人	负责者	对策编号
			可行性	经济性	圈能力					
流程动线不流畅	检查地点分散	增减检查项目,与医院协商调整检查地点	38	40	34	112	否	应×		
	流程复杂,记忆困难	制作简洁明了的纸质流程表单,供患者使用	60	56	52	168	是	盖×	王×、盖×、应×	对策一
	部分检查需预约	与检验科、放射科协商,尽早安排检查	44	58	40	142	否	王×		
需等所有报告出具再预约	部分报告出具耗时长	就诊日仅需等待部分报告出具即可完成手术预约,剩余报告由医生端在术前完成核对	54	48	58	160	是	杨×	王×、杨×	对策二
	外院报告无法实时查询	增加外院报告上传功能,患者端可上传	54	50	58	162	是	杨×	王×、杨×	对策二
	人工核对化验耗时长	增加智能信息平台端自动核对功能	50	50	60	160	是	王×	王×、杨×	对策二

表 21-5 患者在院时间过长的对策拟定表

原因分析		对策方案	评价			总分	采纳	提案人	负责者	对策编号
			可行性	经济性	圈能力					
临床路径管理欠规范	临床路径包含的病种不全	针对不同病种增加临床路径类型,争取覆盖病区内全病种	60	58	56	174	是	盖×	盖×、陈×、王×	对策三
	临床路径操作不熟悉	加强规培生入科培训及系统学习	54	54	60	168	是	王×	盖×、陈×、王×	对策三
	临床路径电子表单更新不及时	根据最新治疗方案,及时更新路径表单及医嘱,减少变异及出径	48	50	46	144	否	陈×		
	路径内医嘱开具操作复杂,系统易卡顿	简化医嘱开具操作过程,实现一键开单,避免重复操作	36	44	42	122	否	陈×		

续表

原因分析		对策方案	评价			总分	采纳	提案人	负责者	对策编号
			可行性	经济性	圈能力					
术后疼痛/恶心呕吐影响患者恢复	术后镇痛药物不足	联合中医适宜技术增加术后镇痛、止吐措施	54	46	50	150	是	徐×	王×、刘×、刘×	对策四、五、六
	部分患者麻醉药物需要量偏大	及时并高效追加术后镇痛、止吐药物使用	48	44	50	142	否	王×		
	患者更愿意卧床,无法及时评估术后恢复状态	加强入院宣教,鼓励并督促患者尽早下地活动	44	48	48	140	否	王×		
出院结算耗时长	出入院办理窗口下班后,患者到急诊收费窗口结算,需排队	可根据患者意愿推迟其办理出院结算的时间或增加线上办理结算功能	40	36	38	114	否	刘×		
	费用需"返交易"操作,系统反应时间长	联系信息科优化"返交易"结算程序,减少耗时	38	40	38	116	否	刘×		
	出院结算处距病房太远	日间病房增加自助结算机	60	54	54	168	是	徐×	刘×、王×	对策七
	办理结算人工窗口数量有限	增加人工窗口服务数量,提高办理效率	40	34	32	106	否	刘××		

表 21-6　术后复诊耗时长的对策拟定表

原因分析		对策方案	评价			总分	采纳	提案人	负责者	对策编号
			可行性	经济性	圈能力					
缺乏便捷的线上咨询途径	患者术后 2 周内复诊仅为咨询术后病理,手机端查询滞后	充分使用浙大妇院互联网医院平台,利用碎片化时间为患者提供术后病理解读	58	56	52	166	是	高×	王×、高×、杨×	对策九
	缺乏线上 AI 交互端口智能答疑患者术后常见问题	医院微信公众号新增"日间小 AI"功能,实现术后常见问题智能答疑,节省人力资本	54	52	56	162	是	杨×	王×、高×、杨×	对策九
	针对大众的宣教内容匮乏、形式单一、难以理解	通过微信公众号、短视频号上传科普视频,并且通俗易懂	48	46	50	144	是	王×	王×、高×、杨×	对策九

续表

原因分析		对策方案	评价			总分	采纳	提案人	负责者	对策编号
			可行性	经济性	圈能力					
术后随访问卷存在问题	欠缺病种及手术方式针对性	针对宫、腹腔设计两种问卷,更具有针对性	56	48	48	152	是	赵×	陈×、赵×、徐×	对策八
	题目缺少缓冲项目、反馈准确性差	增加缓冲项目可供患者自由选择,提高医护回访工作效率	54	56	52	162	是	徐×	陈×、赵×、徐×	对策八
	问卷题目数量太多,患者答题意愿低	减少问卷题目数量	40	54	46	140	否	赵×		
	问卷题目涵盖范围不够,病情反馈交互性有限	增加题目覆盖面,力求全方面反馈、闭环管理	54	48	58	160	是	陈×	陈×、赵×、徐×	对策八
	信息系统不稳致问卷发放/回复异常	联系信息科改进问卷发放系统的稳定性,保障实时维护	42	42	36	120	否	陈×		

九、对策实施

(一)对策一:妇科日间手术中心门诊评估预约流程改进,缩短术前在院时长

1.在院领导支持下,经医务科协调,与麻醉科探讨协商后,于2021年3月8日将麻醉评估更改为手术当日入手术室后评估。

2.更改妇科日间手术评估预约流程,将超过2小时回报的化验检查结果核对改为日间医生后台核对,仅部分化验结果回报后即可当日预约手术(详见对策二)。

3.与放射科协商后,妇科日间手术胸部CT筛查可在就诊当日进行。

4.将预约评估动线及流程图加印在术前评估单背面,方便患者记忆和及时获取信息。

改善流程后,患者术前门诊等待时间大幅度缩短,由改善前的26.04小时降至改善后的9.72小时;患者术前门诊就诊的次数明显减少,由改善前的人均就诊次数1.38次降至改善后的1.11次。

(二)对策二:优化日间手术检查检验核对流程,实现术前检查预约"最多跑一次"

1.响应浙江省"最多跑一次"便民服务理念,压缩完善术前检查及预约等待时间,实现检查预约在1个工作日内完成。2021年3月起,患者仅需等待部分化验(1小时内回报),初步排除手术禁忌,即可预约手术。妇科日间病房规培医生术前2天核查检验检查结果,并将其整理成专项列表,标注特殊备注。

2.优化妇科日间手术智能信息平台功能,实现平台调取门诊检查检验结果,已于2021年9月上线调试,最终实现自动核对检验检查功能。

3.积极配合浙江省检验检查互认试点医院工作,实现日间手术智能信息平台检验检查互认功能。2021年8月12日起,日间手术智能信息平台新增"外院报告上传"功能。

4.统一末次月经与手术准入时间标准,宫腔镜下手术、切口内异及盆腔内异手术时机为早卵泡期,并加强轮转医师的入科培训。2021年9月2日起,除术前检查外,核对内容增加末次月经,并于术前一日16:00进行手术交班。

调查2021年1—6月日间手术门诊患者预约耗时,结果显示,自2021年3月起采用优化预约流程,预约耗时及就诊次数明显减少(见图21-9和图21-10)。妇科日间手术当日取消率逐渐下降,2021年1—10月平均取消率为0.28%,达到目标值。其中,化验异常手术取消率稳定地维持在0.00%(见图21-11)。

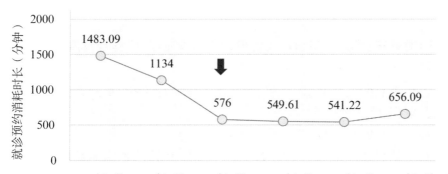

图21-9 术前就诊预约消耗时长(分钟)

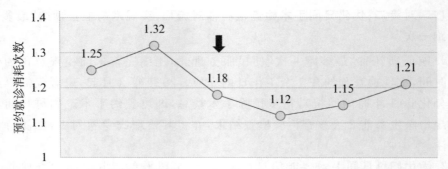

图 21-10　术前预约就诊次数

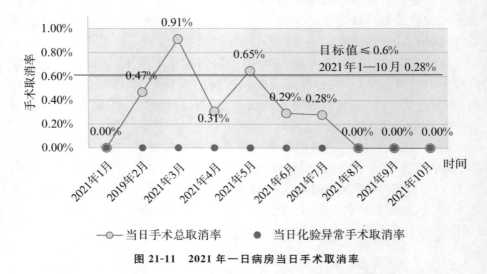

—○— 当日手术总取消率　　● 当日化验异常手术取消率

图 21-11　2021 年一日病房当日手术取消率

(三)对策三:优化和新增日间常见疾病临床路径,实施规范高效医疗实践

1. 优化现有的临床路径,使其诊治处置与现行诊疗、护理匹配,将现有临床路径电子化。

2. 加强入科宣教,提高临床路径入径率。

3. 在质管科指导下,制定 1～2 个新的日间常见病种临床路径,并提交审核,转化投入临床使用,达到涵盖大多数常见病种的目的。

2020 年下半年,日间-宫腔镜子宫内膜良性疾病入径率为 94.35%;2021 年前三个季度入径率为 96.09%,增加 1.74%。2020 年下半年,日间-腹腔镜卵巢良性肿瘤入径率为 67.11%;2021 年前三个季度入径率为 72.77%,

增加 5.66％。2021 年 8 月,日间-宫腔镜宫腔粘连临床路径已投入临床应用。2021 年 9 月,日间-腹腔镜子宫肌瘤临床路径已投入临床应用。

(四)对策四:用中药热庵包热敷下腹部,减轻术后不良反应,缩短术日在院时间

1.与中医科医生沟通讨论,针对宫腔镜手术患者术后腹痛情况,第一阶段选择中药热庵包局部热敷的中医技术。

2.组织学习中药热庵包使用原理、方法。

3.中药热庵包热敷成分与功能如下。

药选:艾叶 9g、续断 15g、菟丝子 12g、补骨脂 9g。

药理:艾叶:散寒调经,温经止血,为治妇科下焦;虚寒或寒客胞宫之要害。续断:补益肝肾,强筋健骨,止血安胎,疗伤止痛之能。菟丝子:补肾益精,养肝明目,止泻,安胎,为平补阴阳之品。补骨脂:补肾助阳,固精缩尿,温脾止泻,纳气平喘之功效。

4.制定热庵包使用流程。日间门诊确定手术患者中医适宜技术门诊就诊→根据患者体质选择适合类型的中药热庵包→医生开具中医处方→日间预约处护士收集处方→手术前一日取回使用。

5.采购恒温箱加热,组织使用方法培训,保证使用安全。

术后恶心呕吐的发生率由 35％下降到 28％,疼痛的发生率由 27％下降到 3.1％;术日在院时间显著缩短(见图 21-12)。

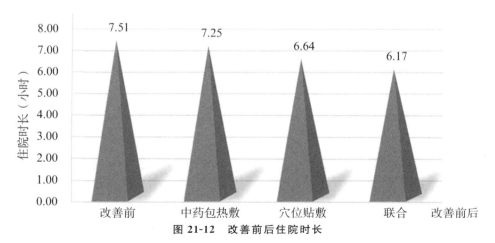

图 21-12 改善前后住院时长

（五）对策五：穴位贴敷贴于特定穴位，减轻术后不良反应，缩短术日在院时间

1.术后将穴位贴敷贴于特定穴位。

选穴：内关、神厥、足三里穴。

穴位贴敷药粉成分：陈皮：理气健脾，燥湿化痰。辛行温通，有行气止痛、健脾和中之功。干姜：温中散寒，回阳通脉，温肺化饮。紫苏：解表散寒，行气宽中，和胃止呕。

2.邀请中医科医师对穴位贴敷用药配置及穴位定点进行培训，了解穴位位置及贴敷药物的作用机制。

3.组长每日对穴位贴敷的位置进行检查，发现穴位错误及时纠正。

4.定期评价药物的使用安全性及疗效。

术后恶心呕吐的发生率由35％下降到5.0％，疼痛的发生率由27％下降到16.5％；术日在院时间显著缩短（见图21-13）。

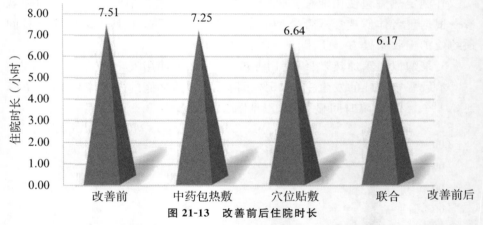

图 21-13　改善前后住院时长

（六）对策六：中药热庵包联合穴位贴敷，减轻术后不良反应，缩短术日在院时间

1.术后使用中药热庵包联合穴位贴敷治疗（中药包配方及穴位贴敷药方及穴位同上）。

2.定期评估药物及穴位贴敷的使用安全性及疗效。

术后恶心呕吐的发生率由35％下降到3.9％，疼痛的发生率由27％下降到1.8％；术日在院时间显著缩短（见图21-14）。

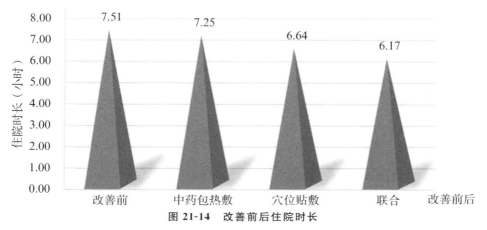

图 21-14 改善前后住院时长

(七)对策七:提高日间病房患者出院自助结算率,提高出院效率,缩短在院时长

1.日间病房旁边增设自助结算机 1 台,患者只需携带医保卡或身份证即可在自助机上完成结算,也可打印住院期间费用清单明细。

2.组织人员培训,邀请医院挂号处工作人员给日间工作人员进行培训,确保人人都能熟练掌握自助机结算使用方法。

3.责任到人,由日间病房丙班责任护士负责患者的自助出院结算工作,为患者提供便捷。

4.结算高峰期增加志愿者 1 名(周一至周五 14:00—14:30),协助家属办理出院手续,提高办理效率。

自 4 月 1 日起增设自助结算机 1 台,日间病房患者出院结算率从 0% 上升至平均每月 86.1%(见图 21-15)。2021 年 9 月起,自助结算率有所下降,对未进行自助出院结算患者分析原因:自助机系统没有更新,如医保卡是最新一代,不能完成自助结算。后期将联系信息科,对自助结算机进行系统更新,争取出院患者自助出院结算率达 100%。

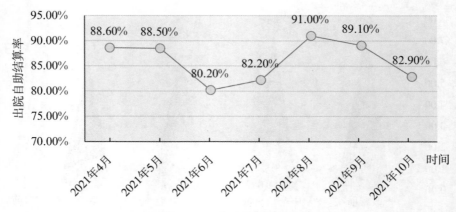

图 21-15 出院自助结算率

(八)对策八:提高术后随访问卷精准度,减少不必要复诊

1. 根据手术类型更新为宫腔镜、腹腔镜术后两类随访问卷,智能信息平台自动识别手术术式,精准分层投放。

2. 问卷选项新增"轻度"缓冲项,部分选项设置智能答复,自动推送宣教内容,减少医护回访量,提高工作效率,节约人力资本。

3. 新增术后常见并发症相关问题,涉及腹腔镜术后切口愈合情况(支持拍照上传)、全麻后并发症、腹腔镜术后并发症、泌尿系统及胃肠道系统恢复情况;同时关注患者居家情况。部分项目支持拍照上传,实现医患交互功能。

4. 统计更新前后问卷填写完整率、异常问卷医护回访率。

调查 2021 年 6—10 月日间手术患者术后随访问卷,对比更新前后问卷填写完整率及异常问卷回访。结果显示,自 2021 年 8 月 18 日起发放新版术后随访问卷,问卷完整率明显上升,异常问卷回访率明显下降(见图 21-16)。

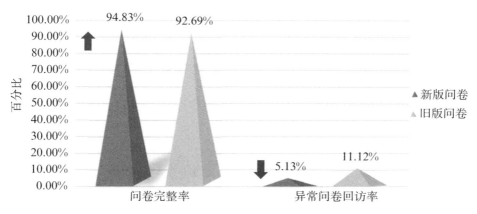

图 21-16　改善前后问卷情况汇总

(九)对策九:方便术后复诊,减少不必要来院,实现术后"最多跑一次"

1. 2021 年 3 月起,开设日间手术中心微信公众号,由日间医生管理,负责为术后患者免费答疑解惑,及时处理术后并发症。

2. 2021 年 9 月起,借助浙大妇院互联网医院线上咨询平台,推出日间术后门诊线上咨询服务,负责查询病理结果及术后常见问题的答疑解惑,符合疫情防控需求,助力"最多跑一次"。

3. 利用日间手术中心"日行医善"公众号进行围手术期注意事项科普。

4. 医院微信公众号新增"日间小 AI"功能,设置人工智能辅助回答术后常见问题。

日间手术中心微信公众号工作时间 8 个月,共服务 808 名术后患者,但是仍存在以下不足。

(1)并不能显著减轻日间术后门诊压力。

(2)术后随访服务效率不高。

(3)暂无法提供查阅病理服务。

互联网医院咨询平台弥补了上述微信工作号不足,上线不到 2 个月,已完成 154 人次线上咨询服务。2 周内,日间术后复诊率由 83.7% 下降至 24.2%,大大提高了患者的便捷度和术后满意度,同时减轻了日间门诊的压力,改善术前患者就诊体验(见图 9-17)。

微信公众号共发表科普文章 70 多篇,其中术后科普相关的有 5 篇。

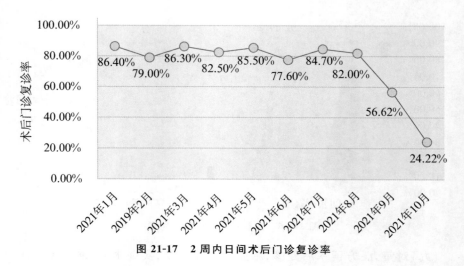

图 21-17　2 周内日间术后门诊复诊率

十、效果确认

(一)有形成果

1.有形成果一

收集 2021 年 3 月 7 日—6 月 30 日妇科日间手术门诊就诊并成功预约日间手术的患者,共计 1178 人次,统计其自门诊开始评估至手术预约成功的时长平均为 583 分钟(9.72 小时),就医次数平均为 1.11 次。结论:达到目标值(12.07 小时)。

$$目标一达成率＝(改善后－改善前)/(目标值－改善前)×100\%$$
$$＝(9.72－26.04)/(12.07－26.04)×100\%$$
$$＝116.82\%$$

$$目标一进步率＝(改善前－改善后)/改善前×100\%$$
$$＝(26.04－9.72)/26.04×100\%$$
$$＝62.67\%$$

2.有形成果二

收集 2021 年 6 月 1 日—10 月 31 日日间病房住院患者共计 1797 人次,统计患者入院至出院时长平均为 397 分钟(6.62 小时)。

$$目标二达成率＝(改善后－改善前)/(目标值－改善前)×100\%$$
$$＝(397－452)/(211－452)×100\%$$
$$＝55/241＝22.82\%$$

$$目标二进步率＝（改善前－改善后）/改善前×100\%$$
$$＝（452－397）/452×100\%$$
$$＝12.17\%$$

结论：未达到目标值（2.52 小时），但较改善前人均缩短 55 分钟。主要原因为目前医生人员有限，患者在同时间段办理入院，同时间段医生查房后办理出院，无法做到实时离院前评估、及时出院。

3.有形成果三

统计我科 2021 年 9—10 月的日间手术患者术后复诊耗时，为 0.48 小时。结论：达到目标值（0.79 小时）。

$$目标三达成率＝（改善后－改善前）/（目标值－改善前）×100\%$$
$$＝（0.48－1.66）/（0.79－1.66）×100\%$$
$$＝135.63\%$$

$$目标三进步率＝（改善前－改善后）/改善前×100\%$$
$$＝（1.66－0.79）/1.66×100\%$$
$$＝52.41\%$$

（二）无形成果

在本次活动结束后，全体圈员 QCC 手法、团队精神、脑力开发、沟通协调、活动信心、责任荣誉等方面均显著提升。

（三）附加效益

1.提升工作品质

妇科日间手术当日取消率逐渐下降，2021 年 1—10 月平均取消率为 0.28\%，达到目标值。

2.提升工作效率

（1）妇科日间手术中心配备专科医生团队，在年成员平均数量不变的基础上，实现手术总量的突破、质量的保证。

（2）改进术后随访问卷后，问卷填写完整率由原来的 92.69\%上升至 94.83\%，异常问卷回访率由 11.12\%下降至 5.13\%。在保证质量的基础上，显著提高医护工作效率，降低人力资本。

3.成果展示

（1）首次受邀参加中国日间手术联盟第九届日间手术年会，并做"妇产科专科医院实施日间手术临床管理模式探索"的大会发言，分享浙大妇院实施日间手术集中管理临床实践成果,探讨交流医院妇科日间手术中心基于智能信息平台的"评估—预约—住院—随访—慢病管理"全程管理经验;《日间手术预约评估流程优化在妇科日间手术的探索与实践》入选壁报交流。

(2)本案例入选 2021 年首届全国日间医疗质量与安全管理高峰论坛优秀案例。

(3)本案例在 2021 年度浙大妇院举办的经济管理年案例分析比赛中荣获二等奖。

十一、标准化

妇科日间手术中心流程标准化(见图 21-18 和图 21-19)。

十二、检讨与改进

缺点或今后努力的方向:选题较松散,需要三个目标值来实现,今后应训练制订任务计划的能力,使工作开展更有条理。加强对品管工具的学习,对现有的管理流程持续质量改进,实施精细化管理。

遗留问题:预约流程受场地限制;术前检查核对工作有待智能平台进一步优化实现;因人力资源不足,尚不能实现术后实时评估,仍采用统一评估模式;术后互联网医院尚不能实现远程开药功能。

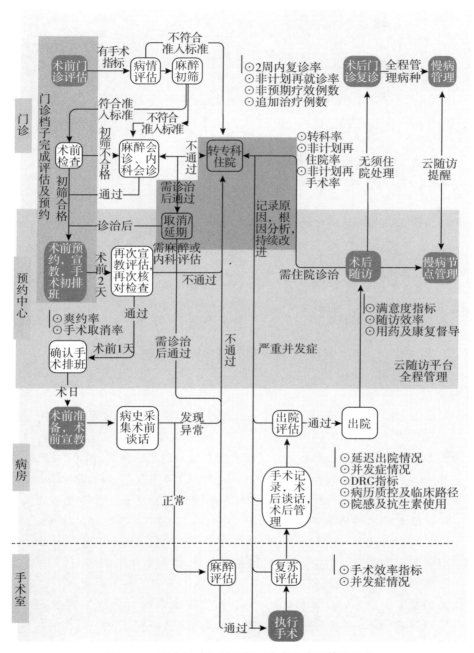

图 21-18　浙大妇院妇科日间手术中心全程管理流程

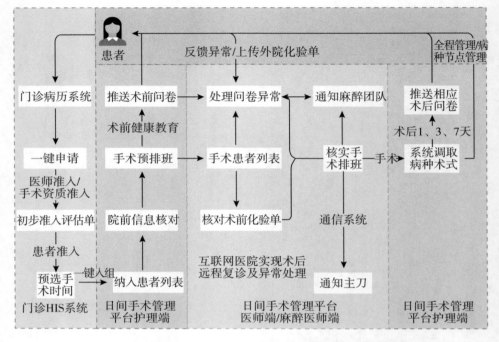

图 21-19 "评估—预约—住院—随访—慢病管理"全程疾病管理信息平台

参考文献

[1] 邵维君,朱华,闻大翔,等. 日间手术诊疗全过程信息化管理[J]. 中国卫生质量管理,2018,25(4):6-9.

[2] 国务院办公厅关于城市公立医院综合改革试点的指导意见. 国办发〔2015〕38号. http://www.gov.cn/zhengce/content/2015-05/17/content_9776.htm.

[3] 国家卫生计生委办公厅关于印发 2016 年深入落实进一步改善医疗服务行动计划重点工作方案的通知. 国卫办医函〔2016〕362 号. http://www.nhc.gov.cn/yzygj/s3593g/201604/d5a76213b7904bb380f1441fb8ff8981.shtml.

[4] 石峰华,黄晓萱,刘倩,等. 日间手术信息化平台建设与实践[J]. 华西医学,2021,36(2):238-243.

[5] 雷甜甜,宋应寒,吕修和,等. 集中管理模式下的消化道息肉日间手术管理实践[J]. 中华医院管理杂志,2020,36(2):136-139.

本案例由浙江大学医学院附属妇产科医院提供。

主要团队成员:王悦、徐凌燕、盖源、杨敏、高云、王挺、应雪、赵宇、陈凯婷、王月琴、刘根红、刘宁宁

案例二十二

构建农村儿童早期发展适宜技术推广模式

一、团队概况

育儿圈,于 2020 年 3 月成立,由圈长 1 名、辅导员 1 名以及 9 名圈员组成,平均年龄 38.67 岁。团队主要利用品管圈构建农村儿童早期发展的推广模式,并致力于充分激发员工的主观能动性,响应国家和政府的号召,提高员工解决问题的能力,增强凝聚力,提升员工自我价值和医院社会效应。

二、选题背景

儿童早期发展(early childhood development,ECD)具有综合性、公共性和生产性。近年来,儿童早期发展是实现全世界 2030 年可持续发展目标的重要途径,受到了国际社会的高度重视。研究项目已证实,儿童早期发展干预机会出现在 3 岁之前[1]。而相对于发达国家,一些欠发达国家和地区对儿童早期发展的干预实施不太妥当。《柳叶刀》(*Lancet*)10 年来 3 次发表的《儿童早期发展系列专刊》显示,在中低收入国家,多达 2.5 亿的 5 岁以下儿童(占 43%)面临无法实现其发展潜能的风险,亟须扩大整合健康、营养、运动、安全、回应性照料以及早期学习的优质项目的多部门覆盖范围,这些因素之间相互作用、相辅相成,从而促进儿童感知觉、动作、认知语言、社会情感和自我调节能力的有序发展[2]。联合国儿童基金会与世界卫生组织在涉及儿童发展目标中均指出,儿童保健工作不仅要消除疾病和致病因素对儿童的伤害,而且要保障并促进儿童获得体格、社会-情绪以及认知-语言能力的全面发展。联合国可持续发展目标为大规模推广儿童早期发展干预提供了历史性机遇[3]。

我国有 2 亿多名儿童,占我国总人口的 20%。当前,我国家庭承担着儿童早期发展的主要责任,留守儿童、流动儿童、贫困儿童等处境不利儿童的早期发展质量难以得到保障;在缺乏盈利支撑下,市场不愿意提供相应服务。许多研究表明,中国很多贫困地区农村的儿童面临着无法实现其发展潜能的风险。营养不良、互动式养育的匮乏和社会心理刺激的缺失是导致这一风险的几个主要因素。如何保障这个群体儿童的健康成长、潜能表达,推进儿童早期发展均等化,是一个复杂的系统工程,更是一项艰巨任务[2]。21世纪以来,我国政府高度重视儿童早期发展工作,国家主席习近平指出:"让贫困地区的孩子们接受良好教育,是扶贫开发的重要任务,也是阻断贫困代际传递的重要途径"[3]。2019年5月,国务院办公厅发布《关于促进3岁以下婴幼儿照护服务发展的指导意见》,提出了建立和完善促进婴幼儿照护服务发展的政策法规体系、标准规范体系和服务供给体系的目标[4]。到2020年,覆盖城乡的儿童健康服务体系已经进一步完善,儿童医疗保健服务能力不断提升,儿童健康水平得到提高[5]。儿童早期发展队伍逐渐形成,水平也不断提高。可以说,当前是我国儿童早期发展千载难逢的发展机遇。

2019年8月,国家卫生健康委、浙江省卫生健康委以及省内多县市卫健系统参加国家农村儿童早期发展服务试点浙江省启动会,标志着浙江省农村儿童早期发展服务试点工作就此展开。作为国家农村儿童早期发展服务试点城市之一,义乌市根据《国家卫健委妇幼司关于印发〈农村儿童早期发展试点工作方案〉的通知》等要求,结合义乌市实际情况,制定了试点工作方案,其中农村儿童早期发展适宜技术推广就是本次工作方案之一[7]。作为农村儿童早期发展适宜技术推广承接单位,义乌市妇幼保健院积极配合上级分配的任务要求,为高效率、高水平、高质量地完成农村儿童早期发展适宜技术推广工作,决定设计一套新型的农村儿童早期发展适宜技术推广模式。

三、主题选定

圈员们通过头脑风暴,提出了4个备选主题,所有圈员采取主题评价法,从上级政策、重要性、迫切性、圈能力4个方面进行综合评分,最终得出本次品管圈的主题为"构建我院农村儿童早期发展适宜技术推广模式"。

四、活动计划拟订

通过圈员们讨论,活动计划定为9个月,任务细化至按周执行,责任到人。总体实施按计划进行,完成顺利(见图22-1)。

What		When																																								Who
主题		2020年3月					2020年4月				2020年5月					2020年6月				2020年7月				2020年8月					2020年9月				2020年10月				2020年11月					负责人
		1周	2周	3周	4周	5周	1周	2周	3周	4周	1周	2周	3周	4周	5周	1周	2周	3周	4周	1周	2周	3周	4周	1周	2周	3周	4周	5周	1周	2周	3周	4周	1周	2周	3周	4周	1周	2周	3周	4周	5周	
P	课题选定	…—																																								曹×
	活动计划拟订		…—	…—																																						曹×
	课题明确化				…—	…—	…—	…—																																		吴×
	目标设定								…—	…—																																王×
	方策拟定										…—	…—	…—																													吴×
	最佳方案确定													…—	…—																											吴×
D	方策实施															…—	…—	…—	…—	…—	…—	…—	…—	…—	…—	…—	…—	…—	…—	…—	…—	…—										王×、吴×、骆×、何×
C	效果确认																																			…—	…—	…—				毛×
A	标准化																																						…—	…—		毛×
	检讨与改进																																								…—	吴×

因课题选定层面较多

因最佳方案选定存在争议

因信息系统建立超时

注：…表示计划线；—表示实施线

图22-1　活动计划甘特图

五、课题明确化

（一）模型构建

模型（见图 22-2）详解：

1. 本套适宜技术推广模型以信息、人员、设备、资金、制度为依托，建立了市-乡-村三级的农村儿童适宜技术推广模式。

2. 义乌市农村儿童早期发展项目适用于义乌市农村儿童发展适宜技术方案，设计农村儿童发展适宜技术执行流程。

3. 乡级养育照护小组接受市级培训、调配和监督，汇总资料提交上级。主要负责儿童早期发展门诊和转诊动员等服务。其中，儿童早期发展门诊服务主要包括家庭养育风险筛查、早期发展咨询指导以及动员参加活动等；转诊动员服务则为异常儿童提供转诊动员服务。

4. 村级主要儿童早期发展家庭与社区服务包括养育风险筛查、预警征象筛查、养育风险查询知道、交流与玩耍指导等，社区服务工作以养育照护小组家访为主，家访人员受乡级委派、监督，并将收集资料汇总至乡级。

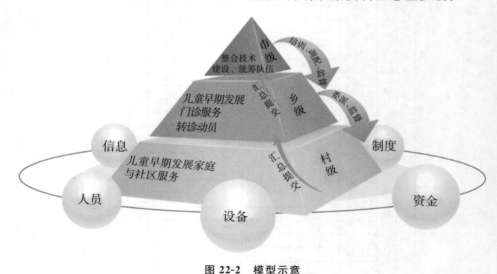

图 22-2　模型示意

（二）现况把握

现况把握见表 22-1。

表 22-1 "构建我院农村儿童早期发展适宜技术推广模式"现况把握表

把握项目	调查时间	调查内容	调查原因	调查地点	调查方法	调查团队	调查结果
相关人员配备	2020年4月1—22日	养育风险筛查人员配备率	养育风险筛查是农村儿童早期发展项目内容之一,对全市0~3岁儿童均需进行养育筛查,根据项目开展要求,需进行人员合理配比	社区卫生院	现场调查	项目小组	全市0~3岁儿童有27353人,按养育风险筛查工作量1:2000分配需要14人,调查发现该类人员仅有7人,配备率为50%
		家访人员配备率	家访是农村儿童早期发展适宜技术推广的要求,要求有足够的家访人员配备	社区卫生院	现场调查		全市需要家访4334例,按工作量1:200分配,目前已配备6人,配备率为32%
		养育照护人员配备率	养育照护是农村早期发展要求项目,需要专业养育照护人员配备	社区卫生院	现场调查		全市参与活动儿童数20225人,需要配备70人,目前已分配14人,配备率为20%
		专家配备率	首次开展模型构建活动需要专家做指导工作	社区卫生院	现场调查		目前该工作由上级派遣专家开展,我市专家配备率为0%
制度或规范	2020年4月2—18日	适宜技术推广方案及流程	适宜技术推广方案是此次活动的核心	妇幼保健院	制度勘察		无适宜技术推广方案
		养育照护小组活动标准教案制定	养育照护小组活动标准教案的制定是适宜技术标准化的体现	妇幼保健院	资料调查		养育照护小组活动标准教案未建立
管理与运行	2020年4月1—20日	异常儿童转诊情况	连续养育风险筛查后,阳性儿童转诊率是验证筛查项目机制是否健全、后续工作管理是否到位的一个重要指标	妇幼保健院	现场访谈		根据2020年第一季度下乡督导,抽取一个镇(街)后调查得该镇街异常儿童转诊率为36.2%
		人员督导与指导规范化开展情况	人员督导与指导的健全机制	妇幼保健院	调查统计		人员督导与指导的任务视人员情况自由分配任务,未进行规范化调配
		活动经费管理情况	活动经费是推广动力	妇幼保健院	调查统计		上级批示2020年全年经费为206.49万元

续表

把握项目	调查时间	调查内容	调查原因	调查地点	调查方法	调查团队	调查结果
信息登记	2020年4月3—23日	信息规范化登记	信息规范化登记便于信息汇报和整合	社区卫生院	现场访谈		目前,全市14个镇(街)各自有登记的模板,登记内容不统一
		优化信息登记	根据省级项目督导组要求,需要减轻镇村两级人员的信息工作量,便于后期筛查分析,大幅度提高工作效率	妇幼保健院	现场访谈		目前,信息登记全市各自采用纸质版,较费时费力
执行方案	2020年4月4—18日	养育风险筛查项目开展情况	养育风险筛查率是《方案》中明确要求的指标	妇幼保健院	现场调查	项目小组	根据2020年第一季度义乌市督导情况,截至2020年4月中旬,全市养育风险筛查共17314人,筛查率为63.3%
		试点村养育照护小组活动参与率	养育照护活动参与率是《方案》*中明确要求的指标之一,但是因为开展有难度,所以我市以73个试点村先试开展养育照护活动	妇幼保健院	调查统计		2020年4月中旬,试点村养育照护小组活动参与人数共1454人,试点村活动参与率21.4%,全市活动参与率为5.3%
		家访的情况	家访率是《方案》中明确表示需要推行的指标	妇幼保健院	调查统计		2020年4月,两次养育风险筛查阳性人数为155人,家访21次,家访率为13.5%

注:*《方案》指《义乌市"国家农村儿童早期发展服务试点"工作方案》。

(三)攻坚点挖掘(见表 22-2)

表 22-2 "构建我院农村儿童早期发展适宜技术推广模式"望差值与攻坚点选定表

内容	掌握项目	期望水平	现状水平	望差值	攻坚点	评价项目				总分	选定攻坚点
						必要性	经济性	预期效果	服务对象期望		
相关人员配备	养育风险筛查人员配备率	90%	养育风险筛查人员配备率50%	40%	增加养育风险筛查人员配备情况	33	31	31	27	122	√
	家访人员配备率	90%	家访人员配备率32%	58%	增加家访人员的配备	27	35	31	33	126	√
	养育照护人员配备率	85%	试点村养育照护小组配备率20%	65%	扩充养育照护人员的配备	33	33	27	21	114	√

续表

内容	掌握项目	期望水平	现状水平	望差值	攻坚点	评价项目				总分	选定攻坚点
						必要性	经济性	预期效果	服务对象期望		
相关人员配备	省级专家人员配备率	50%	省级指导专家由上级委派，圈内配备率为0%	50%	增加省级专家配备	11	9	27	31	78	
制度或规范	适宜技术推广方案及流程	有适宜技术推广方案促进项目推广	适宜技术推广方案未建立	有合适的适宜技术推广方案	制定适宜技术推广方案	35	35	35	35	140	√
	养育照护小组活动标准教案制定	有标准化养育照护小组活动教案	养育照护小组活动标准教案未制定	需要有标准化的养育照护小组教案帮助村乡级师资尽快掌握活动技巧以开展活动	制定实操性强的我市特色养育照护小组活动标准教案	29	29	29	27	114	√
管理与运行	异常儿童转诊情况	异常儿童转诊率80%	异常儿童转诊率为36.2%	53.8%	提高我市异常儿童转诊率	31	31	29	27	118	√
	活动经费管理情况	前期活动经费预估200万元	目前上级批示2020年全年经费206.49万元	−6.49万元	追加活动经费预算	13	11	13	13	50	×
	人员督导与指导规范化开展情况	有督导与指导机制	督导与指导机制不完善	有完善的督导与指导机制，以进行项目的质量控制	建立完善的监督与指导机制	27	31	31	27	116	√
信息登记	信息规范化登记	有完善、规范化信息登记形式	登记模板与内容不统一	建立信息规范化登记机制	统一全市登记模板与内容，并进行信息规范化登记	31	25	29	35	120	√
	优化信息登记	信息登记内容优化	目前均为纸质版登记	建立电子化信息登记	建立信息登记机制	31	31	29	27	118	√

续表

| 内容 | 掌握项目 | 期望水平 | 现状水平 | 望差值 | 攻坚点 | 评价项目 | | | | 总分 | 选定攻坚点 |
						必要性	经济性	预期效果	服务对象期望		
执行方案	养育风险筛查项目开展情况	养育风险筛查率95%	筛查率为63.3%	21.7%	提高养育风险筛查率	27	29	31	33	120	√
	试点村养育照护小组活动参与率	试点村活动参与率70%	试点村活动参与率21.4%	48.6%	提高试点村养育照护小组活动参与率	33	27	29	29	118	√
	家访率	家访率90%	家访率为13.5%	76.5%	提高家访率	31	31	29	27	118	√

(四)攻坚点合并

按照人力资源、技术产品、业务实施和系统运营四个方面对攻坚点进行归类，并制作表格(见表22-3)。

表 22-3 攻坚点归类表

已选定攻坚点	期望水平	攻坚点归类	合并名称	攻坚点序号
制定适宜技术推广方案与流程	有适宜技术推广方案	推广计划	制定农村儿童早期发展适宜技术推广方案及流程，完善监督指导机制	攻坚点一
建立监督指导机制	有督导机制	推广计划		
增加养育风险筛查人员配备	90%	人力资源	完成养育风险筛查、家访及养育照护小组活动的人员配备及技术掌握	攻坚点二
增加家访人员配备	90%	人力资源		
增加养护照护人员配备	85%	人力资源		
建立信息规范化登记机制	有登记项	系统运营	建立适宜技术推广规范运作管理机制	攻坚点三
建立信息优化登记机制	信息登记内容优化	系统运营		
提高异常儿童转诊率	80%	系统运营		
确定实操性标准教案	有实操性标准教案	适宜技术	开发并整合集风险筛查、亲子活动、家访、养护活动为系列的农村儿童早期发展适宜技术	攻坚点四
提高养育风险筛查率	95%	适宜技术		
提高试点村养育照护小组活动参与率	70%	适宜技术		
提高家访率	90%	适宜技术		

六、目标设定

(一)前期准备目标

本项目从最初构建到全市推行,离不开市政府的政策及经费支持,根据项目内容的开展情况,向上级申请四期的经费目标(见图 22-3)。

一期经费用于配备项目所需人员的工资及培训、养育照护小组活动场地搭建、玩教具设备及活动开展等。

二期经费用于养育照护小组标准教案开发、人员培训、场地及玩教具补充及宣传资料印刷等。

三期、四期经费用于项目活动日常维持。

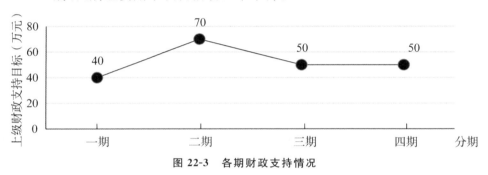

图 22-3 各期财政支持情况

(二)主要目标值设定

圈员们根据《义乌市"国家农村儿童早期发展服务试点"工作方案》(简称《方案》)规定,制定以下工作目标。

1. 根据《方案》要求,将养育风险筛查率由 63.3% 提高至 95%。

2. 根据《方案》要求,将试点村养育照护小组活动参与率由 21.4% 提高至 70%。

3. 根据《方案》要求,将家访率由 13.50% 提高至 90%。

(三)二级目标值设定

为完成主要目标,圈员们制定了二级目标作为补充。

(1)根据《方案》,我们将养育风险筛查人员配备率由 50% 提高至要求配备的 90%。

(2)由于工作人员数量不足,配备人数暂时不能达到《方案》规定的要求,因此将家访人员配备率达到 90% 定为目标。

(3)根据《方案》,将试点村养育照护小组配备率由 22% 提高至 85%。

(4)根据《方案》和我圈能力,将异常儿童转诊率由 36.20% 提高至 80%。

(四)最终目标

完成我院农村儿童早期发展适宜技术推广模式建设,今后的农村儿童早期发展服务工作得以在该模式下进行。

七、方策拟定

方策拟定见表 22-4。

表 22-4 方策拟定评价表

攻坚点	方策	评价				选定
		政策方针符合性	经济性	效应性	总分	
制定农村儿童早期发展适宜技术推广方案及流程,完善监督指导机制	方策一:以《方案》为指导思想,根据义乌市具体情况制定推广方案及流程	43	41	43	127	√
	方策二:以其他成功推广案例为标准,制定方案及流程	19	21	13	53	×
	方策三:通过查询国际上相关案例,得出推广方案	13	13	11	37	×
完成养育风险筛查、家访及养育照护小组活动的人员配备及技术掌握	方策一:社会招募全职人员为项目的编制人员	13	15	9	37	×
	方策二:由妇幼保健院及镇村级医护人员兼职	11	13	17	41	×
	方策三:由镇级以上医护人员负责项目专业执行,社会人员配合完成其余项目	39	39	41	119	√
建立适宜技术推广规范运作管理机制	方策一:依托儿童早期发展健康管理系统实现日常管理	35	13	11	59	×
	方策二:开发基于电子表格操作的数据透视表	13	31	13	57	×
	方策三:依托,实现日常管理和信息运作	41	43	41	125	√
开发并整合集风险筛查、亲子活动、家访、养护活动为系列的农村儿童早期发展适宜技术	方策一:根据其他成功推广案例推行的技术进行二次开发	13	15	13	41	×
	方策二:根据《方案》要求和已开展项目开发适宜技术	39	41	43	123	√

八、最佳方策确定

（一）最佳方策二级展开（见表22-5至表22-8）

表22-5 方策二级展开评价表（一）

攻坚点一	方策	最佳方策二级展开	项目评价				判定
			重要性	经济性	急迫性	总分	
制定农村儿童早期发展适宜技术推广方案及流程，完善监督指导机制	以《方案》为指导思想，根据义乌市具体情况制定推广方案及流程	推广月龄跟次数选择：3月、6月、8月、12月、18月、24月、36月龄儿童，共10次	45	41	41	127	√
		儿童早期发展门诊服务推广流程：制定养育风险筛查时间、早期发展咨询指导、动员参加活动	39	35	35	109	√
		儿童早期发展家庭和社区服务推广流程：家访、养育照护小组活动	37	37	37	111	√
		督导指导流程：市级督导指导乡级、乡级督导指导村级的逐级督导模式	41	41	37	119	√

表22-6 方策二级展开评价表（二）

攻坚点二	方策	最佳方策二级展开	项目评价				判定
			重要性	经济性	急迫性	总分	
完成养育风险筛查、家访及养育照护小组活动的人员配备及技术掌握	由镇级以上医护人员负责项目专业执行，社会人员配合完成其余项目	镇级以上医护人员招募：单位内部自荐或他荐	39	39	39	117	√
		镇级以上医护人员招募：通过上级领导向各级单位发送招募启事，利用互联网报名的形式进行招募	39	41	41	121	√
		镇级以上医护人员招募：下基层单位上门招募	21	15	21	57	×
		社会人员招募：利用招聘平台张贴招募信息进行招募	41	41	35	117	√
		社会人员招募：身边亲朋好友推荐	21	23	23	67	×
		专业项目人员培训：线下展开养育照护小组师资培训计划，壮大养育照护小组师资力量	41	41	41	123	√
		专业项目人员培训：由上级派遣专业指导老师"一对一"帮扶	39	39	35	113	√
		养育活动人员线上培训：拍摄教学视频放于互联网平台学习	39	35	35	109	√
		养育活动人员线上培训：通过钉钉群视频等互联网渠道对人员开展线上培训	43	35	43	121	√
		养育活动人员线下培训：举办农村儿童早期发展适宜技术培训班，提升人员技能	43	41	37	121	√
		养育活动人员线下培训：全市早期发展服务人员比武大赛，进行师资选拔	37	39	39	115	√

表 22-7　方策二级展开评价表（三）

攻坚点三	方策	最佳方策二级展开	项目评价				判定
			重要性	经济性	急迫性	总分	
建立适宜技术推广规范运作管理机制	依托"京柏天使儿童系统"，实现日常管理和信息运作	"京柏天使儿童系统"专用信息表格优化与录入：优化现有台账录入系统，一线人员统一使用系统操作	35	35	41	111	√
		"京柏天使儿童系统"日常信息处理：下级填报完信息后提交至上级，上级核对数据，若有疑问向制表人问询	39	41	37	117	√
		"京柏天使儿童系统"阳性儿童转诊：系统自动筛选二次阳性儿童并进行转诊，经操作人员确认通过	39	35	35	109	√
		"京柏天使儿童系统"进行养育照护小组线上约课及一键推送课程	37	37	37	111	√
		利用门诊 HIS 系统进行儿童早期发展专科门诊的线上预约及数据统计	45	39	45	129	√

表 22-8　方策二级展开评价表（四）

攻坚点四	方策	最佳方策二级展开	项目评价				判定
			重要性	经济性	急迫性	总分	
开发并整合集风险筛查、亲子活动、家访、养护活动为系列的农村儿童早期发展适宜技术	根据《方案》要求和已开展项目开发适宜技术	养育风险筛查：参照浙江省养育风险筛查表的相关内容，制定义乌市的养育风险筛查表内容	35	33	29	97	√
		家访服务内容：制定家访的流程图	29	31	31	91	√
		养育照护小组活动教案：活动教案确定、试运行	27	31	29	87	√
		试点村养育照护小组活动的内容：设置儿童早期发展活动驿站	31	31	31	93	√
		试点村养育照护小组活动的内容：采购儿童早期活动所需教具/玩具	31	27	29	87	√

（二）障碍判定及消除障碍（见表 22-9）

表 22-9　障碍判断及消除障碍详情表

方策	障碍判定 内容	副作用 内容	消除障碍（排除副作用）做法	判定	责任人	实施时间	方策合并
养育风险筛查：参照浙江省养育风险筛查表的相关内容，制定我市的养育风险筛查表内容	无	内容易同质化	加强义乌市养育风险筛查评调	√	王××吴×	2020 年 6 月 8—15 日	方策一
家访服务内容：制定家访的流程图	无	无		√		2020 年 6 月 8—15 日	方策一
养育照护小组活动教案：活动教案确定、试运行	儿童年龄信息错误	无	确认儿童出生日期	√		2020 年 6 月 16—24 日	方策一
试点村养育照护小组活动的内容：设置儿童早期发展活动驿站	周围人口分布	重玩耍轻教育	选址需考究，寓教于乐	√		2020 年 6 月 16—24 日	方策一
试点村养育照护小组活动的内容：采购儿童早期活动所需教具/玩具	成本考虑、教育玩具安全考虑	无	质量和安全放于第一位，向上级申请活动经费	√		2020 年 6 月 25—30 日	方策一
推广月龄跟次数选择：3 月、6 月、8 月、12 月、18 月、24 月、36 月龄儿童，共 10 次	筛查月龄儿童不在	无	筛查前提前电话预约	×	—	—	—
儿童早期发展门诊服务推广流程：制定养育风险筛查时间、早期发展咨询指导、动员参加活动	成本考虑	无	向上级申请活动经费	√	骆××何×	2020 年 7 月 1—18 日	方策二
儿童早期发展家庭和社区服务推广流程：家访、养育照护小组活动	地址寻访困难	家长应付，家访做表面工作	确认家访人员详细地址，提前告知，加强追踪	√		2020 年 7 月 1—18 日	方策二
督导指导流程：市级督导指导乡级、乡级督导指导村级的逐级督导模式	无	督导停留于表面工作	增加奖惩措施，促进督导和指导	√		2020 年 7 月 19—25 日	方策二

续表

方策方案	障碍判定 内容	副作用 内容	消除障碍（排除副作用）做法	判定	责任人	实施时间	方策合并
镇级以上医护人员招募：单位内部自荐或他荐	积极性不高	工作时间不足	作为辅助性招募手段	√	王×吴×	2020年7月26—7日	方策三
镇级以上医护人员招募：通过上级领导向各级单位发送招募启事，利用网上报名的形式进行招募	招募信息推广	无	镇级单位内部群、公众号发送	√		2020年7月26—7日	方策三
社会人员招募：利用招聘平台张贴招募信息进行招募	成本考虑	无	选用免费招聘平台	√		2020年7月26—7日	方策三
专业项目人员培训：线下展开养育照护小组师资培训计划，壮大养育照护小组师资力量	成本考虑	无	向上级申请活动经费	√		2020年8月1—24日	方策三
专业项目人员培训：由上级派遣专业指导老师"一对一"帮扶	无	无		√		2020年8月1—24日	方策三
养育活动人员线上培训：拍摄教学视频放于网络平台学习	无	视频质量	视频教学设计前先进行效果评估	√	王×吴×	2020年8月1—24日	方策三
养育活动人员线上培训：通过钉钉群视频等网络渠道对人员开展线上培训	网课积极性不强	课程质量	网络课程评估及网络签到	√		2020年8月1—24日	方策三
养育活动人员线下培训：举办农村儿童早期发展适宜技术培训班，提升人员技能	非专业人员接受能力	无	简化、通俗化课程	√		2020年8月1—24日	方策三
养育活动人员线下培训：全市早期发展服务人员比武大赛，进行师资选拔	成本考虑	无	向上级申请活动经费	√		2020年8月1—24日	方策三

方策方案	障碍判定	副作用	消除障碍（排除副作用）做法	判定	责任人	实施时间	方策合并
	内容	内容					
"京柏天使儿童系统"专用信息表格优化与录入：优化现有台账录入系统，一线人员统一使用系统操作	无	无		√	吴××吴×	2020年8月25—31日	方策四
"京柏天使儿童系统"日常信息处理：下级填报完信息后提交至上级，上级核对数据，若有疑问向制表人问询	填写正确	无	加强督导和指导	√		2020年9月1—5日	方策四
"京柏天使儿童系统"阳性儿童转诊：系统自动筛选二次阳性儿童并进行转诊，经操作人员确认通过	操作人员操作失误	无	实行问责制，规范操作人员严谨操作	√		2020年9月6—15日	方策四
"京柏天使儿童系统"进行养育照护小组线上约课及一键推送课程	授课对象被动获取课程信息，学习积极性不高	无	设置课程考核	√		2020年9月6—15日	方策四
利用门诊HIS系统进行早期发展专科门诊的线上预约及数据统计	HIS系统操作难度	过于依赖HIS系统	HIS系统与"京柏天使儿童系统"相结合，增加系统操作课程	√		2020年9月16—25日	方策四

（三）方策整合

方策汇总见表22-10。

表22-10　方策汇总表

方策号	方策
方策一	建立健全农村儿童早期发展适宜技术项目
方策二	完善农村儿童早期发展适宜技术推广流程
方策三	适宜技术人员招募与培训，满足岗位适配
方策四	建立数据化平台项目管理体系，提高运行效率

九、方策实施

（一）方策一：建立健全农村儿童早期发展适宜技术项目

1.制定适用于义乌市的养育风险筛查表。

2.对于家访的流程,制定家访流程图后推广至全市。

3.在全市范围开设养育照护小组活动,由市级单位统筹支持与安排,取得镇(街)的大力支持,每个试点免费安排面积大于 20 平方米的活动场地,即儿童早期发展活动驿站。

4.由义乌市卫健局统一采购并发放儿童早期发展活动所需的教具和(或)玩具等。

5.医院招募幼师,儿保科早期发展专家组与社会公办幼儿园及亲子托育园一起研发义乌市养育照护小组标准教案,并规范开展养育照护活动。

6.增加项目的宣传力度,在场地和设备都建设完成后,利用"京柏天使儿童系统"、HIS 系统、公众号、家访等渠道,向试点儿童家长发起邀请。提高适宜技术的推广力度。

方策一实施后:

1.养育风险筛查表完成制定并投入使用。

2.家访流程已迅速在义乌市运行。

3.共产生 100 个活动驿站。

4.养育照护小组标准教案生成并投入使用。

5.一级目标完成情况(详见图 22-4)。

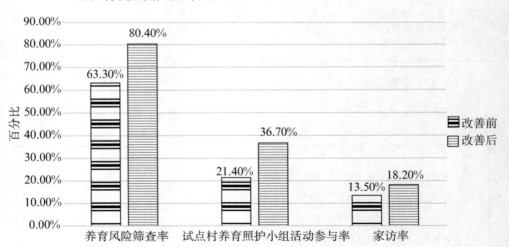

图 22-4 一级目标完成情况

（二）方策二：完善农村儿童早期发展适宜技术推广流程

1. 针对门诊的流程再造

（1）门诊养育风险筛查主要由儿保医生操作。

（2）设立早期发展咨询处，家长带儿童来门诊体检、接种、治疗时可以前往咨询处咨询早期发展事项，咨询处为家长提供咨询服务，咨询内容包括养育喂养、玩耍指导、安全防卫，并动员家长参加养育小组活动或其他活动。

2. 针对家庭和社区的流程再造

（1）门诊养育风险筛查阳性的需进行第二次筛查。

（2）对两次筛查阳性者，需根据《义乌市儿童早期家访活动规范制度》进行家访。

3. 建立逐级督导模式

市级向镇级派遣督导人员、镇级向乡级派遣督导人员进行督导，从而建立逐级督导模式。督导人员由各级负责人直接委派，督导人员随家访人员一起家访，在过程中如遇操作不规范的问题提出指导意见。随访完成后，督导人员写督导报告，对该督导进行评估，将家访可取之处生成提议交由上级推广至全市，将无法解决的问题提出生成申请书请求上级为该问题提供相应的支持。

方策二实施后：

1. 儿童早期发展门诊内容确定，根据儿童早期发展家庭及社区内容确定制定《义乌市农村儿童早期发展流程》。

2. 各级单位职责清晰，在督导人员的督导下开展作业，形成督导报告标准模板。

3. 养育风险筛查率提高至 88.3%，养育照护小组活动参与率提高至 46.1%，家访率提高至 52.0%。

4. 一级目标完成情况（详见图 22-5）。

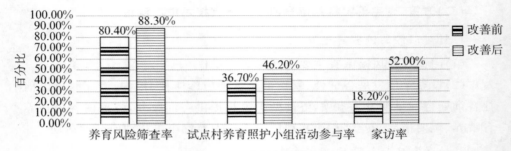

图 22-5 一级目标完成情况

（三）方策三：适宜技术人员招募与培训，满足岗位适配

1.镇级及以上医护人员使用专业化程度高的系统，将农村儿童早期发展推广活动（包括活动内容及待遇等）在其院内以群发的形式推广给每位医护人员，医护人员可根据自己的意愿主动找到负责人报名。镇级及以上医护人员也可通过市级单位发布在各级单位的招聘启事报名。

2.社会人员的招募则通过招聘平台发布信息，社会人员通过发送简历征求岗位，市级收到简历后将面试信息按所在地区下发给各级负责人。

3.镇级及以上医护人员进行专业技能培训。

（1）在线下开展养育照护小组师资培训计划，采用线上线下相结合的培训方式。

（2）专业项目人员统一应邀到市级单位接受培训，线上培训通过拍摄教学视频和钉钉群直播等技术进行；线下培训则是在各级村镇举办农村儿童早期发展适宜技术培训班，由各级负责人和所在各级的专业项目人员负责培训班的培训工作。

（3）在培训后加入线下实操群，发布群考核评测专业项目人员的掌握程度。

（4）考虑到市级专业师资少，需要通过市级师资培训及培养后，建立对镇村级的帮扶。

方策三实施后：

1.面向两类人员的培训计划生成。

2.经培训考核后，人员技能掌握度为93％。

3.经招募和培训后，风险筛查人员配备率为100％，家访人员配备率为100％，养育照护小组人员试点村单位配备率为100％，其他村单位未能配备驿站，现配备养育照护人员无法及时入岗使用，易增加成本。

4.一级目标完成情况(详见图 22-6)。

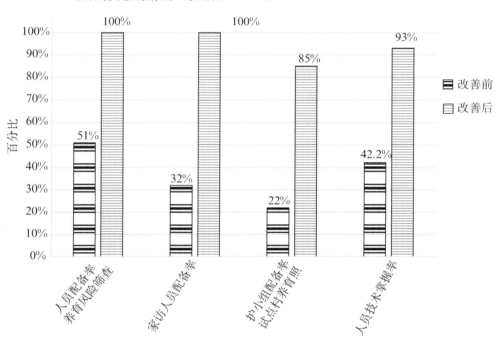

图 22-6　二级目标完成情况

(四)方策四:建立数据化平台项目管理体系,提高运行效率

1.通过各方系统比对,将"京柏儿童天使系统"作为农村儿童早期发展适宜技术推广的平台。

(1)生成最新的、统一的、最优的台账录入系统中。

(2)负责通知和传教新模板的使用,可自动筛选二次阳性儿童进入审核名单。

(3)使用"京柏儿童天使系统"提交信息,进行后台的数据录入及统计,"京柏儿童天使系统"操作人员可获取二次阳性儿童的家长联系方式进行复筛,确认为二次阳性后录入需家访名单。

2.全市 0~3 岁儿童家长会收到"京柏天使儿童系统"的课程邀约,"京柏儿童天使系统"可进行线上约课和一键推送课程。家长可使用"京柏儿童天使系统"进行课程预约。

方策四实施后：

1.生成优化的统一的登记模板。

2.确定"京柏天使儿童系统"作为农村儿童早期发展适宜技术的主要操作系统，并生成系统操作手册一份。

3.将 HIS 系统作为辅助系统，生成系统操作手册一份。

4.一级目标完成情况（详见图 22-7）。

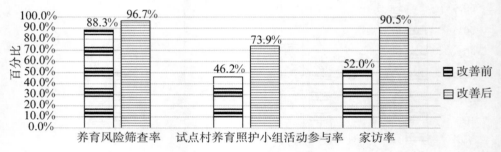

图 22-7　一级目标完成情况

十、效果确认

(一)有形成果

经对策实施后，再次进行查检，分析 7 项监测指标均达到了目标值（见图 22-8 和图 22-9）。

经过此次活动，完成我院农村儿童早期发展适宜技术推广模式建设，今后的农村儿童早期发展服务工作在该模式下得以进行。

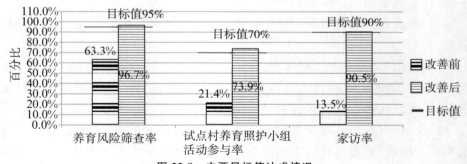

图 22-8　主要目标值达成情况

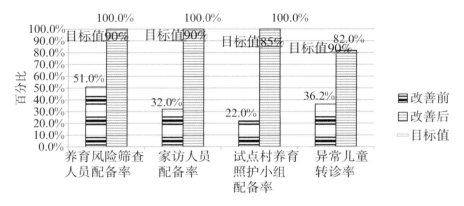

图 22-9 二级目标值达成情况

(二)社会效益

1. 医院借助儿童早期发展项目有效整合了资源,提升了院部儿童早期发展服务能力,促进建立全方位(多学科)、全生命周期(儿童特殊时期)的儿童健康服务体系。

2. 义乌市成为国家农村儿童早期发展服务试点县市之一,医院发挥专业优势,成功创建省级儿童早期发展示范基地。承担国家普惠性托育服务试点任务,积极发挥义乌市婴幼儿照护服务指导中心作用,发挥专业优势,率先建立标准化养育小组活动点,并以此示范。

3. 通过农村儿童早期发展推进,儿童养育人理念从关注疾病转向更关注健康,从关注健康成长转向更关注全面发展。

4. 义乌市妇幼保健院儿保科儿童早期发展中心组组长于 2020 年 11 月在浙江省养育照护小组活动培训(第二期)中就义乌市养育照护小组活动的开展情况在全省进行经验交流,在介绍中主要分享义乌市养育照护开展的形式、开展的内容及开展过程的探索体会。

(三)经济效益

1. 自模式开展后,规范了整套流程,规范流程中的细节,减少多余流程,直接节约成本 30 万元。

2. 活动开展,上级已批复资金 200 万元,资金用于人员招募和培训、系统构建、课程开发、活动驿站设立等,未来还拟批复资金用于全市推广养育小组活动。

(四)理论成果

1. 发表农村儿童早期发展相关论文 2 篇——"家庭环境对学龄前儿童

焦虑情绪的影响分析""义乌市 917 例城乡学龄前儿童焦虑情况调查"。

2.本次活动获得 2021 年浙江省卫生健康科技计划审批。

(五)无形成果

通过本次品管圈项目改进,圈员们在解决问题的能力、责任心、沟通协调能力、自信心、团队凝聚力、积极性、品管手法和和谐度等方面都得到进一步提升。

十一、标准化

在过程中,共推出《义乌市儿童早期发展家访活动规范制度》《义乌市儿童早期发展养育风险筛查规范》《义乌市儿童早期发展驿站规范制度》等标准化方案。

十二、检讨与改进

本次质量改进活动,从实际需求出发,对农村儿童、家长及医院均有重要意义。但在活动过程中仍有不足之处需要提升,例如:本次调查涉及面广泛,研讨项目繁杂,圈员们积极性有待提升,各部门密切配合度有待提高,活动执行应结合实际弹性实施,全流程应注重细节管理,能够及时发现问题,并且有可替代方案等。此外,目前经费尚不足以支撑全市全面开展早期发展活动驿站。

参考文献

[1] 杨玉凤.述评丨大力创新我国儿童早期发展的优化模式[EB/OL].
    https://mp. weixin. qq. com/s/4xSpPN9pataFsogYQ—gHw,2018-1-2.

[2] 李英,贾米琪,郑文廷,等.中国农村贫困地区儿童早期认知发展现状及影响因素研究[J].教育探究,2019,14(3):49.

[3] 习近平主席在 2015 减贫与发展高层论坛上的主旨演讲[EB/OL].[2015-10-16]. http://www. gov. cn/xinwen/2015-10/16/content_2948386. htm.

[4] 国务院办公厅关于促进 3 岁以下婴幼儿照护服务发展的指导意见[EB/OL].[2019-05-09]. 国办发〔2019〕15 号. http://www. gov. cn/zhengce/content/2019-05/09/content_5389983. htm.

[5] 【健康号】上海一妇婴妇幼保健部.发育行为儿科门诊——宝宝的"起跑线"就在这里[EB/OL]. https://bbs. guahao. com/topic/nUOru194602. 2017 年 12 月 29 日.

［6］许培斌.【专家共识】婴幼儿养育照护专家共识. http：//www. pinlue. com/article/2020/09/2515/3311258967321. html. 2020-9-24.

［7］义乌卫计委. 在义乌！国家农村儿童早期发展试点项目浙江省正式启动！［EB/OL］发现义乌. https：//www. sohu. com/a/337354763 _ 120210046. 2019-8-29.

本案例由义乌市妇幼保健院提供。
主要团队成员：吴燕、方伟、金金法、王英、曹旭英、吴昊、毛娟、吴琼、骆晓萍、
　　　　何雪珍